U0011915

做自己的

芳療師

BE YOUR OWN
AROMA-
THERAPIST

跟著 Nico 老師一次弄懂精油、基底油、純露，
365 個實用配方，111 個瘦身、美肌、抒壓、健康、
幼兒、居家、貓狗問題的日常對策全有解！

2024
暢銷改版

BE YOUR OWN

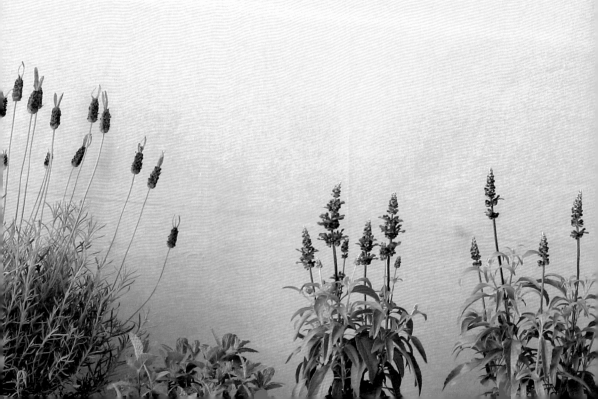

AROMATHERAPIST

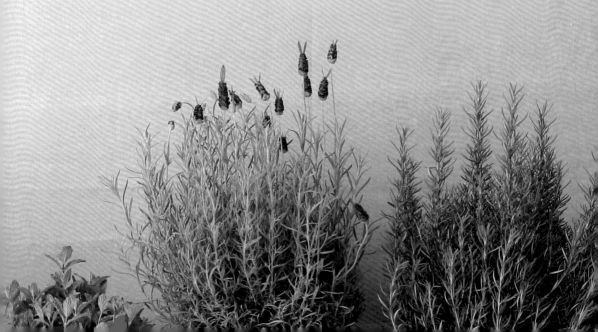

做自己的芳療師

　　一本書經歷了十年後，還有出版社要再以新書方式，重新更換新封面繼續出版，對一本書來說無疑是榮耀的。尤其對於一本精油的工具書，首先它的內容詳實，經久不衰，不但受到讀者的青睞，也經得起時間的考驗，幾乎成了每一位初學者在踏入精油世界，必備的一本工具書，也是想進入精油殿堂必定要有的一本良師益友。

　　十年前當接到城邦出版社要我寫《做自己的芳療師》時，就知道如果我要用歷史寫科學，我的實證必須經得起驗證，所以本書的每一個知識點都必須是反覆推敲並且由實證而來。

　　在力求淺顯易懂的同時，卻是我走了二十二年的精益求精。

　　這本書內容所提及的精油配方表面看上去簡單明瞭，但實際上，每一個配方的實證依據皆來自「康茵生技」所研發的精油，對於像精油這種與實證結合緊密的書籍，背後實證的精油本身的品質至關重要。這十年來我們力求更好更精純的萃取，從上游的土壤栽種與提取的技術，以及環境生態的循環利用都有很多進步與改革，並且十年了，我們有了與政府合作的國家級的實驗室與檢驗中心，可以針對來自世界各農場的精油做嚴格把關，也提供了更優質無毒的精油。本書的配方也與時俱進地糾誤了關於貓狗應用上、寵物芳療方面的精油濃度與純露上的比例。

　　好的書一本抵萬本，好的精油會成為你靈魂的港灣。

　　當今世界變化迅速，世界越來越好，我們卻越來越焦慮，生活在一個充滿著數據，充滿著化學藥物、健康食品的環境中，如果你學會了怎麼善用

精油，無疑是在你往後的人生中多了一個問題的解決方案，是唯一一種不經腸胃系統，靠嗅聞就可以達到神經系統的放鬆，還可減少藥物的化學傷害，也開啟了嗅覺與你靈魂溝通的另一個管道。

我自己的包包，曾經帶過茉莉精油，僅是放在包包裡一兩次，之後也沒再隨身攜帶，可是我每次出去跟人吃飯，總有人說我擦茉莉，從我的包包裡傳出氣味，可我自己一點都聞不出來，天然的、好的精油就是這樣，它不會沾覆在鼻尖卻會融入你的周身。嗅覺本身具有適應性，久而不聞其香，但它已然在你的神經系統中產生潛移默化的影響。

利用本書中的嗅、泡、蒸、薰、摩、按等多種方式，它會成為你在累了倦了想要找一個配方的休憩港灣，會是你志在千里征戰一切時，背後的心靈支柱。

應用精油不只是用香，看過《做自己的芳療師》，相信你會想要進階瞭解精油在人體生理學上的應用，不妨可以續讀《中醫芳療應用全書》；精油與中醫理論的結合，都會是你未來除了西藥、除了健康食品外的另一途徑。

最後，祝福大家在學習精油的路上，越來越健康美麗，並收獲一個豐富有趣的靈魂！

中醫博士／IIME 國際香草精油經絡學會理事長

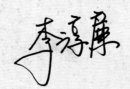

桃李不言，下自成蹊

富御珠寶　創辦人暨執行長　劉偉貞

劉偉貞

2020 年，在疫情的推波助瀾下，旅居倫敦多年的我們因而順勢搬回台北定居。

疫情改變了我原本頻繁出差的生活模式，讓我有機會更長時間的待在這個自己從小成長的城市，也因此才有機緣藉一次跟同事參觀世貿禮品展的機會，認識了有精油達人之稱的李淳廉博士。

衣著風格樸實，婉約中散發出學者的氣質是我對淳廉的第一印象。

之後在若干次拜訪淳廉討論精油上架的互動中，很明顯的感受到她對品質要求完美，並且充滿強烈的研究精神。

後來的互動還知道她勤於筆耕，不愛社交，生活單純。

在淳廉身上，我對應出自己在打造富御過程中 "認真、專注、和用心" 的影子。認識淳廉和我的朋友對我們倆共同的評語是：我們都很盡情的做自己！

所以當認真看過《做自己的芳療師》一書後，驚異的發現，"富御" 的經營理念，無論是翡翠的選材，乃至設計鑲嵌，一定要等同或超越國際珠寶品牌的品質要求，及以最嚴格的品管把關，這與李淳廉博士力求植物原萃，不容有一絲雜質及化學添加的存在，所堅持的態度是完全一致的。

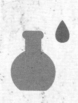

多年來富御集團為頂級精品培育了一群專業的尖兵，在他們的養成培訓中，被授與包括翡翠的生成、製程、真偽分辨在內的所有知識，以及美儀美姿彩妝、和應對與服務禮儀等，最近更引進「正心」課程，這與淳廉帶領團隊，多年來毫不藏私的於各大媒體廣播電視網路積極宣導"如何避免化學添加毒害人體"，以原生態有機作物保有植物活性和乾式擴香的「初心」精神，不謀而合。

　　"康茵生技"具備國家級實驗室的研究環境，且擁有頂級的萃取技術，更難得的是還得到實證的成效證明。

　　淳廉如此這般認真、專注、用心的投入，二十餘年堅持不懈，其間沒有被踽踽獨行的寂寞和各種挫折的處境打敗，這樣的精神令人肅然起敬，也讓人特別感佩。

　　桃李不言，下自成蹊！

　　本書長銷十年後，今出版社仍願以新書規格繼續出版，這是對本書作者最大的肯定，也是當我們邁向科技化時代，如何做自己芳療師的同時，在人文知性上，能夠愉悅自己的身心靈，更能夠保有自己的健康，最值得賞閱收藏的一本書。

自我實踐的 Dr. 李

台北市生技公會 榮譽理事長

王孝慈

　　我認識作者—李淳廉博士已長達 10 多年，她與我的助理是同學，曾於我生日的前夕，購贈了我一組康茵生技出品的擴香儀和一瓶芬多精精油，意外的讓我這個有 30 年煙齡的人成功「戒煙」，從而結緣。

　　之後，在與作者因台灣生技產業發展前景而多所接觸的當下，發現她事事「求真」，而她對求真的執著，是從生活而連動到她的工作，甚至直接影響她的人生規畫。

　　所以對於她的立著，出書，到儼然成為業界的工具書，教科書，大概都來自於書籍那一份執著的「求真」。

　　本來我一直疑惑，電子工具的崛起，紙本書還會有人看嗎？但經仔細瞭解，這本書不但大賣多年，且購買本書的閱讀人數量不減反增。

　　即便科技變動如此之大，閱讀書籍依然有其力道，而邁向少子化及超高齡社會的當下，深覺本書提供了足以對抗現實生活中的各種身心壓力以及當成輔助療法的可能性；這句話不是無的放矢，因為在作者之前，誰也沒想過能將中藥材萃取成漢方精油，還經過臨床實測並取得配方專利。

認識李淳廉博士的人，都知道她有一句名言「歡迎比較」，這句看似再普通不過的話，卻蘊含了她的為人處世【無愧】。

　　我非常認同她在書中闡述的一個道理，想做自己的芳療師「覺難事必作於易，想精進必作於細」，粗壯樹木的長成也是從小樹苗開始的，所以喜愛天然純精油的人，都是從一點一滴學起的。

　　李博士也開起國際的線上開課，我覺得她線上課程講的內容深入淺出，本以為需要有醫學的根基，但是沒想到，她從我們的日常生活點滴，以及隨手可觸及的自我檢查，都是我們維繫健康，養成正確保健觀念，愛護自己的不二法門。

　　本書值得一讀，更值得收藏。

　　也期盼能夠透過本書，向更多的人傳達，您也可以「做自己的芳療師」。

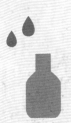

與妻共享塵囂中的一室清新

聯合晚報社長　羅國俊

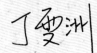

　　夏日午後，密雲不雨，既燥熱又煩悶，妻打開冷氣機與精油燈，淡淡薄荷香瀰漫空氣中，霎時積鬱全空；冷氣比香氣來得慢，但兩相搭配，竟造就一室清新與清涼。

　　都市塵囂喧嚷，馬路滿載著汽機車，妻開車來接，一開車門，淡淡檜木香在小小空間中，發揮安定心神的作用，車窗外的濁廢就此隔絕。我們倆在車上一句話也沒說，但彼此心領神會，一切盡在不言中，我與精油，交往經驗雖不多，但惟此二例足矣。

難忘的清新薄荷香

卓越雜誌董事長　丁雯洲

　　我經常在外面應酬，幾乎很難得有時間坐下來聞香或品香，跟精油結緣是一次在朋友的辦公室。那天我正好有要事商量，去之前還正為前一晚的應酬喝酒而頭痛不已。去到他辦公室，迎面撲鼻而來的是一股清新的薄荷香。一問之下，才知道桌上擺放著一個透明的小玻璃瓶，不斷吹送著徐徐霧氣的就是擴香器。

　　頓時，我被那股清香吸引住了，後來我們聊著聊著問題解決了，走出朋友的辦公室之後，突然頭也不疼了！整個人彷彿被洗禮一遍似的。後來當我再聞到香草精油學苑的薄荷味時，腦海中都會再度浮現那個煥然一新的午後。從此我只要累的時候，都會一直尋找這個香氣。

宿醉、油性肌、疲勞 OUT！
不可思議的芳香療癒！

三立頻道開發中心副理　葉庭豪

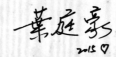

　　從前喜歡花花草草，僅限於家庭觀賞或戶外踏青，或是偶爾跟親友相聚品嚐花草茶飲。自從認識 Nico 老師，我才深深體會花、草、樹、果所萃取而來的精油，竟具有如此不可思議的魅力！

　　記得有次工作宿醉，當天恰巧與 Nico 老師搭乘同一班南下高鐵列車。由於宿醉的影響，一路上無論行坐躺臥都深覺胃腸翻騰，身體極度不適。Nico 老師拿出手邊的清涼提振複方精油，在沒有其他良策的驅使下，我塗抹在肚臍周圍，不消半個鐘頭，脹氣跟翻騰的腸胃瞬間放鬆，整個人頓時覺得身心輕盈許多。

　　在與 Nico 老師接觸的過程裡，我從一個精油的門外漢，開始去認真了解如何分辨精油真假與功能，並且藉由精油改善油性皮膚（包含收縮擠壓粉刺後留下的毛孔，消除紅腫），易疲勞的身體也得到徹底的抒壓。花草樹木對人體產生的天然療癒力量，遠大於我們所認知的領域！在體驗大自然花草樹木的精油力量後，我常逗趣地說「藥補不如食補、食補不如芳香補」。

從醫護到精油達人

　　如果未曾經歷「心跳停止」，我不會走上「芳療」這條創業路；如果沒有「精油」的浸沐，我不會被譽為年近五十，卻保有貌似三十多歲的容顏，以及二十多歲的心境。

　　猶記得剛從經國健康管理學院畢業後，我就考上護理師執照，進入馬偕醫院急護單位。一切是那麼地順遂，我的世界從學校搬到了醫院，彷彿從沒出過社會，每日操練著熟悉的專業，即使在加護病房那麼辛苦，我仍然欣喜著可以很有效率的救人與助人，最感到滿足的是學到很多。我特別喜歡忙碌又充實的工作，當時的我也跟一般人一樣，覺得自己年輕，總有用不完的精力。

　　然而，就在三十三歲那年，我發覺自己有點不一樣了，變得特別容易累，連講話都會喘，只要一坐下來就會打盹，行走中會莫名頭暈，甚至昏倒⋯⋯。在一次心臟的常規檢查，我配戴著 24 小時心電圖，過程中又突然昏倒，整個心臟停止的過程完全被心電圖記錄下來。從此，我被迫必須裝上心臟節律器，也不得不離開喜愛的醫院臨床工作。

　　就在休養期間，遇上網路的興起，我開始練習打字，發表一些關於醫療保健的文章，從成立自己的電子報「醫生懶得說」，到博客來保健版的導讀作家，在《台灣日報》週日版副刊也有「醫生懶得說」同步專欄。

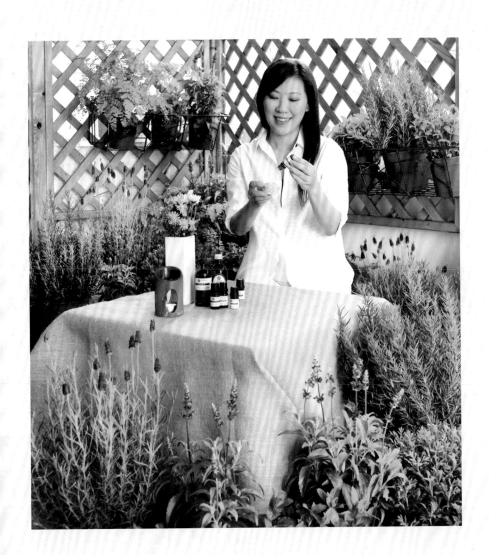

　　偶爾，我也發表一些閒暇時喜歡把玩的精油保健資訊，特別是如何用精油改善心律不整與當時氣若猶絲的景況。藉由精油走出病霾的分享，獲得了許多報章雜誌的轉載。之後我持續寫文、出書為精油「正名」，同時也在網路上召集一些同好，每週末下午聚會，為精油效用作各種分析與實證，但從沒想過「精油」會變成我的志業。

　　我本身從玩家出身，瞭解每位精油愛好者的心態，為了提供網友更多、更新的資訊與原物料，我開始自行採購，接觸更多同業與上游，一點一滴學習累積，也對精油愈來愈有熱情，且對於它的療效具有實驗與追根究柢的精神。

　　但講到「創業有成」，很多媒體的專訪可能高捧了我，因為我也摔過跤，從負債中設法站起來。以一個企業經營的角度來看，我並不具備一個創業者的人格特質，因為我太瞭解自己了，當個助人濟世的護理師或芳療師沒問題，作投身研究的學者也行，但是要成就精油企業，我一直如臨深淵。可是，也就憑著這股傻勁與毅力，成就出今日華人最大的精油網站「CAREIN 香草精油學苑」，網站收錄歷年來直接臨床的案例一千六百餘篇。此外，我最大的耐力，就是表現在筆耕不輟，我的信念是，只要讀者需要我，我就會一直寫下去！

　　「精油達人」的美譽，是 2009 年媒體給我的封號。為了更深研精油對人體的幫助，這些年我提出人類五覺（視、聽、嗅、味、觸）中，應充分啟動第三覺──嗅覺！因此，我一面全神投入研究，一面遠赴南京中醫藥大學攻讀博士學位，學習中國五千年醫學精華，開始將中醫的陰陽五行學說及經絡理論，結合植物精油的芳療應用，輔以中醫的辯證論治，以「西學為體，中學為用」的方式，將精油更深刻地應用於生活。

其實，只要懂得應用訣竅，輔以精油的配方，自己就可以隨時隨地，即時的疏通經脈，促進微循環，進而排除身體的瘀阻。此外，應用擴香法也可以啟動我們的嗅覺感官，排除壓力的負面效應。經脈暢通了，壓力釋放了，就能讓身體每天順利啟動自我修復的能力。

我一直期待有更多人能一起參與加入，共同打造出華人精油芳療的事業版圖。此次應城邦出版社力邀，將我多年研究的心血完整呈現，雖不敢誇稱空前，畢竟應該是所有精油網絡的應用中，論述最完整的。

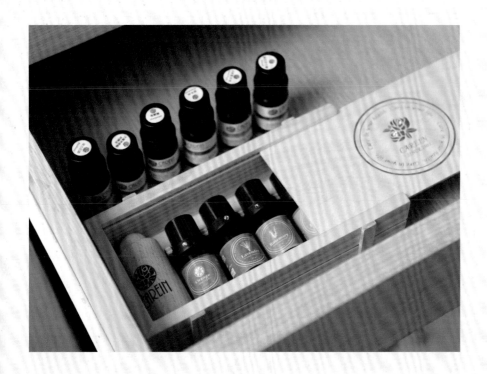

Chapter 1

一起進入
芳療的世界

無論你是毫無基礎的新手，或是根基尚淺的芳
療師、美容師、自學者，都可以從頭開始，一
步一步的熟悉精油、純露、基礎油、按摩等跟
芳療有關的大小事。

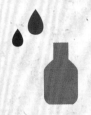

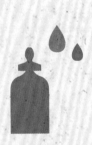

1-1

初學者
如何踏出第一步？

市面上關於同一種精油，常常有五花八門的說法，
令許多新手無所適從，建議多看多試，累積經驗最
重要！而在享受香氛生活之前，先從認識「芳療」
是什麼開始吧！

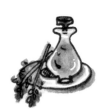

認識「芳香療法」

　　所謂芳香療法，是應用植物精油以及其他純天然的植物材料，以五覺的角度進入人體，進而調節平衡身、心、靈，這種應用的方法與過程，稱之為「芳香療法」。

　　你可以把它當作一種高級、進階的美容美體技術，或是現代人放鬆抒壓的管道，當然也可以是追求自然草本的腳步。

　　不管是自己的興趣，還是希望當作專業，甚至創業，這都是一條優雅且受人敬重、自助助人的路。

前人流傳下來的天然生活

　　芳香療法起源自西方，卻類似於東方的中醫藥草，基礎都來自「經驗傳承」與「直接臨床」，也就是前人的智慧結晶。因此從一開始，你就不能忽視本書大量提供的各種「歷史故事」，因為這不但給你一個方向，了解芳療從何而來？為何而來？對於思考配方、進行推廣，也都是很好的參考。

　　本書所提到的任何精油，你都可以嘗試自行調配，但請千萬確認手中的精油品質。任何人都知道，精油品質等級差異極大、變化極多，你不能光是看到「薰衣草5滴」，就認為市面上所有的薰衣草精油都會有一樣的效果，那是不可能的！所以在購買精油前，不妨先參考後面 2-2 章節介紹的選購祕訣喔！

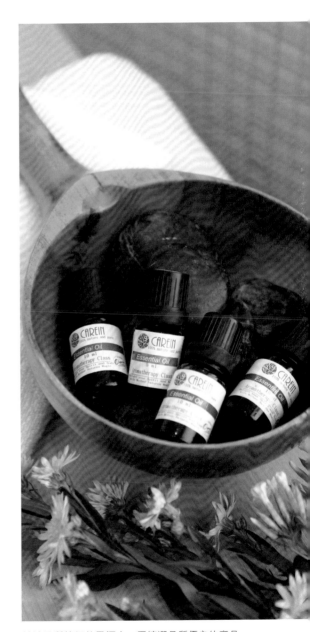

精油品質等級差異極大，需慎選品質優良的產品。

人體如何吸收精油？

身心運用芳療的管道有以下數種途徑：經由口鼻吸入法、沐浴法、按摩法、外敷法、塗抹法。大致可區分為「呼吸進入人體」與「按摩進入人體」。

呼吸進入人體

當嗅覺器官接收了植物香氣後，由嗅球接收器進入大腦，反應在我們的感知系統，情緒會直接受到影響，於是從自律神經、血液循環、肌肉組織、荷爾蒙分泌、消化作用、排泄機能、細胞再生等，都可得到全面性的均衡調理，達到身心放鬆的目的。

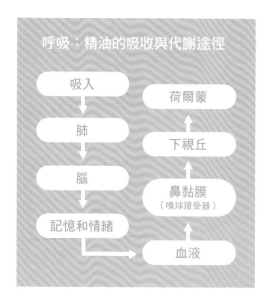

按摩進入人體

皮膚之所以可以輕易吸收精油，是因為精油的分子極小，有極好的滲透性，藉由按摩可達到深層的組織液，進而進入微血管及淋巴管，再經由血液循環，至身體各部位。

另一個原因是精油中所含的酚與醚，極易溶於油脂性物質，皮膚表面所分泌的皮脂正好是精油的溶劑。

精油一旦進入皮膚，立刻通過體液穿過淋巴管的薄膜及微血管壁。由這兩個循環管道，精油的芳香分子被輸送到全身，對皮膚美容及身體代謝助益良多。然而，並不是所有精油都能快速滲透皮膚，不同的精油有不同的使用法，進入人體的速度與吸收率也不一，例如：靠沐浴或按摩油，有時要花上數小時才能被吸收。

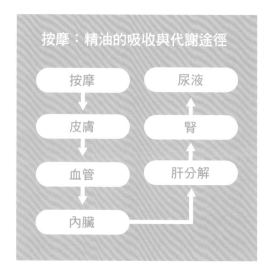

認識人體最大的器官─皮膚

皮膚是人體最大的器官，它與外界環境直接接觸，覆蓋整個軀體表面，並分別在口、鼻、肛門、陰道、尿道外口等處，與消化道、呼吸道及泌尿生殖道的黏膜相連。在正常情況下，皮膚不斷進行著新陳代謝，老的細胞死亡脫落，而新生細胞不斷替代，促進細胞的生理性再生，而且人體皮膚跟許多植物一樣，遭受一定程度內的損傷都具有自身修復能力。

人體皮膚在正常情況下，PH 值在 6.5 左右，屬於微酸性。而皮膚的皮脂腺是完成皮膚分泌功能的主要結構。皮脂腺的分泌使皮膚得到滋潤而有光澤，富有彈性，可發揮對人體的保護功能。

根據皮脂腺分泌情況，皮膚可分成乾性、中性和油性皮膚。乾性皮膚的皮脂腺分泌一般較差，皮膚看起來乾燥，出現皮屑、粗厚，易起細紋，膚色偏暗沒光澤。中性皮膚是一種較為理想的膚質，皮膚結實、潤滑且有光澤，皮脂腺分泌適中、含水量和酸鹼度均衡，很少粗大毛孔。而油性皮膚則是由於皮脂腺分泌過於旺盛，容易與細菌、塵埃相混造成毛孔阻塞，皮膚紋理較粗，毛孔粗大，泛油光。另外，還有一種皮膚是 T 型位置皮脂腺分泌旺盛，而兩側的分泌較少，這種稱之為混合性皮膚。

主要呈現皮膚外觀的組織結構可分成兩層，即無血管的表皮層，和位於深部富有血管淋巴與神經的真皮層。植物精油可以從表皮層迅速滲透到真皮層。

常保生理平衡的祕訣

其實每個人的身體都有特定的生長節奏，變老就是生理節奏自主或非自主性地慢下來，直到整個生理時鐘停下來。我們若想要維持健康以及皮膚彈性，最重要的是保持這種生理的韻律，而不能加速或不當地拉長它的節奏。人體的調適功能與修復機能同等重要，而兩者正常的動作就有賴於心智的靈活、身體的活力以及健全的神經組織。

對繁忙的現代人來說，過度壓力與緊張常會造成許多文明病。芳香療法對胃潰瘍、心臟病與神經系統的失調、失眠等病症，都能有效改善，使人體系統維持平衡。

不盲從，配方知識從做中學

初學者或是自學者最常見的疑惑，多半是下列幾種：

- 照我看到的資料，薰衣草精油簡直是萬能的！什麼都能治！
- 資料上說天竺葵對生理痛有幫助，香蜂草對生理痛有幫助……至少十幾種的精油都說是對生理痛有幫助，那我到底該用哪一種呢？還有，難道真的都有幫助嗎？
- 有時候精油配方指示寫 3 滴，有時候寫 2 滴，到底是幾滴？
- 為什麼有的資料說某種精油「有毒」，另一本書卻沒提及；有的精油濃度建議 3%，有的建議 5%，眾說紛紜……

芳療知識眾說紛紜，怎麼選擇？

凡是有心學習芳療的人，一定會發現上述情形，這一點也不意外。誠如前所說「芳療是經驗法則的科學」，所有芳療知識都是從經驗中累積而來，所以在用法和說法上，自然會有所出入。事實上，就算是同一種精油，隨著不同品牌、產地與使用對象，效果也會非常不同。

從地域來看，目前大多數的精油資訊，都是從國外翻譯，參考的精油描述便以歐美學派為主，這會有兩個差異：歐美人的體質特徵與我們不同；歐美的精油品種，也可能與我們不同。像是中國有名的「當歸」，到了西方就稱為「歐白芷」，氣味也差了許多。即使是國外的專家，不同派系的看法還是會有極大的差異，甚至互相抵觸、矛盾。如果只是讀死書，可能會越讀越迷糊。

此外放眼市面，有太多商品都喜歡宣稱加上精油配方，同時也會順帶一提該精油有諸多療效，造成誇大不實，也混淆消費者的認知，反而適得其反了。

提醒你，首先要統一並確定自己使用的精油品質，接著要多看多學習，建立自己的經驗資料庫，才不會無所適從。在這些不利的客觀因素之下，更顯精油研究與應用的可貴。也希望各位能珍惜，這種看似時髦奢侈的享受，其實是融合了數千年人類智慧與經驗的科學。

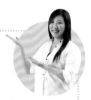

從新手變達人要學會的事情

美容美體技術

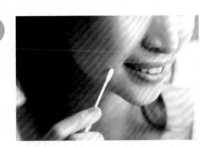

- 身體生理基礎、皮膚與體質認識
- 化妝品與保養品的使用
- 身體外在各部位的醫護常識
- 常見皮膚問題的處理

中式經絡按摩

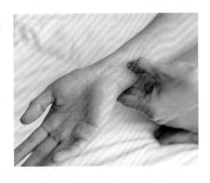

- 穴道與中國相關民俗療法的理解與操作
- 中醫藥理的認識、經絡按摩的手法與生理的對應
- 足療、刮痧等東方民俗療法的認識與操作

西式芳香療法

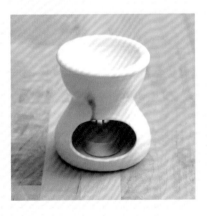

- 熟悉精油按摩、擴香、薰香…等芳香精油的運用
- 芳療對身心靈的應用及影響
- 空間氛圍與五感結合運用
- SPA 水療及其他輔助性療法的認識

1-2

芳療的故事：
從起源到今日

芳香療法源起於歐美，但其代表的精神與意義，以及相關的實例應用，早已在全世界的治療歷史中，佔有不可磨滅的地位。

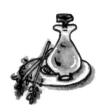

中世紀流行的時尚香料手套

　　芳香療法的發源，可以從十六世紀法國南方的格拉斯說起。法國除了盛產葡萄酒，也是精油及香水聖地，如今世界有機精油的主要生產中心，即在法國蔚藍海岸附近的古城格拉斯以及普羅旺斯谷地。格拉斯生產精油的霸主地位源自於它曾是一個重要的皮革產製中心。

　　十六世紀中葉，法國凱薩琳女王從義大利引進穿戴手套的時尚，使得當時人們習慣戴一種含有薰衣草及當地各種藥草的香料手套，結果意外發現這些有戴香料手套的人，對於當時一些流行疫疾的抵抗力較一般人為高。由於法國阿爾卑斯山驪盛產薰衣草和各種藥草，格拉斯的商人很快就趁勢崛起。

　　隨著時勢轉移，因為上等皮料被課以相當高的禁制性關稅，香料手套的風尚漸偃，格拉斯的商人於是放棄製造皮革，專門生產精油，後來這類精油還曾經幫希臘人抵禦了一場流行病。從此之後，以精油為中心的芳香療法遂引起了許多學者的研究，並且流傳到各地。

aroma-therapy ─「芳香療法」名稱確立

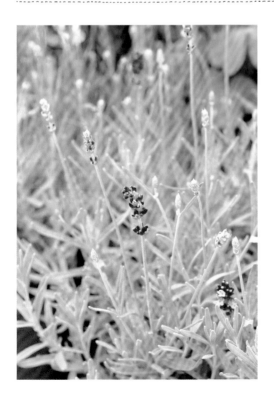

　　1920年代，法國化學家蓋特佛塞（Rene Maurice Gattefoss'e），有一次在他父親的香水工廠中不小心燒傷了手，因為他曾經看過關於薰衣草具有療效的文章，於是立刻將受傷的手放入純淨的薰衣草精油中，果然受傷的部位兩天後就痊癒了。

　　薰衣草精油除了具有神奇的傷口癒合能力，更縮短了復原時間，這促使蓋特佛塞開始研究薰衣草精油的功效。1928年，他將研究成果發表在科學刊物上面，並首次使用「aromatherapie」的名稱。「aroma-therapy」結合了「aroma（芳香）」與「therapy（治療）」兩個字，至此芳香療法有了明確的定位。

1937 年，蓋特佛塞再出版了一本專門論述精油抵抗細菌功效的醫學書籍，此後將芳香植物精油提煉技術，獨樹一幟地發展為一門「芳香療法」。之後更進一步創立企業，專門生產精油應用於化妝、芳香劑等用途。差不多同一時間，另一位法國人 Albert Couvreur 也出版了一本有關精油醫療功效的書籍。

從法國風靡至全球

此時正值第一次世界大戰期間，因此這些研究成果也運用於受戰火燒灼的士兵，減輕傷者的痛苦。另外，經由蓋特佛塞的經驗，也證實了「植物精油因其極佳的滲透性，而能達到肌膚的深層組織，進而被細小的脈管所吸收，最後經由血液循環，到達被治療的器官」，為植物精油在科學上的立論根據。

1964 年，法國傑恩‧瓦芮特醫生（Dr. Jean Vainet），繼續研究植物精質油，並大力推廣於醫療用途，也證實蓋特佛塞的諸多理論。繼此，化學家瑪達‧莫瑞（Madame Maury）女士更加努力推廣應用於精神、生理及皮膚上的疾病，並致力研究發明，將精油以完美的按摩手法應用於人體皮膚，達到植物精油外用的最大功效，使芳香療法趨於完備且廣為人知，並獲得普遍肯定與認同。現今居住於倫敦，曾經追隨傑恩‧瓦芮特醫生與瑪達‧莫瑞進行研究的 Micheline Arcier，結合了兩位前輩所積累的知識技術，創立了一種進行芳香療法的方式，至今風行全球。

時至今日，芳療「落後」了嗎？

18 世紀末，天然香料及由天然香料製取的各種精油仍然被醫界廣泛使用著，進入 19 世紀後，由於化學工業的發展，動植物及微生物提取物和合成化學品的藥效又強又快，芳香療法在醫學界的地位逐漸風光不再，甚至被人視為「落後」、「神怪」、「登不了大雅之堂」。芳香療法就這樣被冷落了一百多年。

不可否認，芳香療法與傳統的中醫中藥一樣，屬於「對症不對病」的整體支持療法，不像西醫西藥那樣簡便快捷，這就是人們在這一百多年時間裡不能正確看待芳療的原因。然而，西醫「頭痛醫頭、腳痛醫腳」、「快刀斬亂麻」的方式也漸漸暴露出缺點：化學藥品和被提純出來的天然物質進入人體以後，雖能快速治療一些病症，卻破壞了人體內部各方面的平衡，抗生素的濫用造成人體素質的下降，包括人體自身的免疫力都在這一百多年內大不如前了。

天然療癒法重新被現代人重視

　　痛定思痛以後，許多人寧願「復古」，採用傳統醫療法，其中也包括芳香療法，而不願冒被西醫西藥「長期實驗」的危險。

　　按照目前醫學界的說法：一般人中只有 5% 左右的人是有病要醫治的，5% 左右的人身心都非常健康，其餘的 90% 都屬於「第三狀態」或者叫做「亞健康者」，這些人可以採用各種輔助療法如：心理療法、音樂療法、體育療法、娛樂療法等，其中最簡單易行又最有效的當推「芳香療法」。

回歸最自然無害的花草應用

- 芳療是唯一能同時對生理與心理進行的療法。
- 芳療是以激發、協助、平衡人體自身的免疫系統與精神狀態，誘發人體「自癒力」，使其自行打敗病魔的一種方法。
- 正確的應用芳療不會帶來副作用，不會形成殘留或體內堆積，也不會造成身體負擔。
- 芳療能隨時隨處施行，甚至自行施行。
- 芳療採用自然的相生相剋，不但對已知病症能有所幫助，在推及未知病例或微生物（細菌、病毒）時，也能發揮一定的抑菌及殺菌的作用，更重要的是，它不會帶來所謂的病毒抗藥性之類的後遺症。

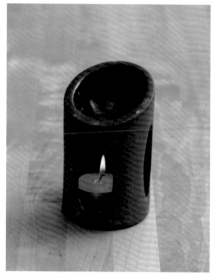

古老的芳療智慧有其不可取代的功能。

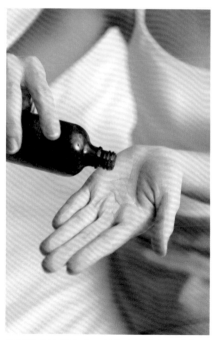

芳療法能平衡身心，且沒有副作用，成為現代養生新選擇。

1-3

觸、嗅、聽、視
奇妙的身心靈療癒

芳香療法的核心是享受香氣，運用植物與生俱來的氣味，抒解壓力，轉換情緒。同時過程裡的視覺、聽覺、觸覺刺激，能紓緩人體內的神經、呼吸、循環、內分泌、消化系統，平衡身心靈。

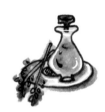

紓緩自律神經—心跳、睡眠、呼吸中樞

　　或許你常聽說自律神經失調或是副交感神經抑制等問題，但你確實知道什麼是自律神經？自律神經在人體的主要功用又是什麼嗎？簡單的說，就是中樞神經中的交感與副交感神經，它主要是受到人的感情、情緒、感官所支配，這兩者主要操控人的心跳、呼吸、腸胃蠕動、排汗、睡眠，這些動作都不需經過你的提醒，身體自然而然就能感受你的需要而做出適當反應。

交感神經是人體的平衡器

　　交感神經透過使心跳加快、呼吸加速、胃腸蠕動變慢、體溫上升、流汗、血壓升高等，增加身體主要系統的活動力，以便應付外來的緊急狀況，如壓力、焦慮、緊張、恐懼等；副交感神經的作用則與之相反，它促使心跳變慢、呼吸平穩緩慢、腸胃蠕動變快、血壓下降、降低主要系統活動力，並且達到身體的休息與睡眠的狀態。

　　交感與副交感的交互作用，使神經系統既可應付壓力又能獲得足夠的休息，以達到平衡狀態。若是過度的壓力刺激，就會使得交感神經亢進，讓身體長期處於備戰狀態而過度消耗。但若是長期處於低壓力的狀態，也會使人變得懶散，精神不振，長期也會因情緒低落而了無生趣。

失去平衡，就容易生病

　　自律神經系統的中樞，位於大腦的下視丘，它的神經纖維沿著脊椎而下分出許多分支至身體各個器官。當眼、耳、鼻、口腔、皮膚等感覺器官接受到外界刺激，會將此訊息傳遞至大腦的皮質，再由大腦的皮質傳至下視丘，由於下視丘與人類的情緒、內分泌、自律神經系統有關，所以當下視丘受到影響，內分泌系統也跟著會受到影響。接著下視丘會影響腦下垂體，腦下垂體是人體很重要的荷爾蒙發源地，會分泌數種荷爾蒙，影響體內的甲狀腺、副甲狀腺、性腺、胰島素、腎上腺等。由此可知，壓力會使體內的荷爾蒙發生改變，並且降低人體的淋巴球活性，使得人體的免疫機能下降。

　　常見到有些人在連續熬夜或是工作壓力增大時，特別容易遭受病毒感染，如感冒、口腔皰疹等，就是這個原因。

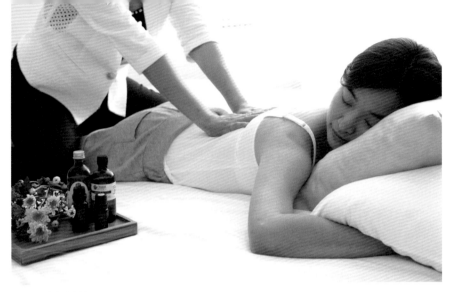

按摩有助安定神經。

身體接觸讓人變安心──觸覺的作用

感覺神經分布最廣泛的就是觸覺，感覺神經的末梢分布在皮膚上，每一平方公釐就有二十五個觸點，比溫覺、冷覺還要敏感。基本上皮膚外圍都充滿了觸覺訊息的細胞，它可以用來保護人體免受外物傷害，如：當手被針刺到時，感覺神經的觸覺接收到刺激後，會分成兩條路徑，第一是將訊息傳遞到脊髓的神經細胞，使神經細胞做出反射的收回動作；第二是將訊息傳遞回大腦，由大腦命令運動神經將手收回。

除此之外，藉著觸覺還能讓人感到愉悅、輕鬆，按摩就是一個很好的例子，於經脈流經處給予按壓或摩擦，會讓局部感到放鬆；對癢點輕輕的騷動也會讓人感到搔癢而發笑。又如：當一個人情緒低落而哭泣的時候，如果能有一個肩膀依靠，或是一個擁抱，都可以讓情緒獲得很好的支持、紓緩與肯定，這也是一個利用觸覺來達到神經安定的作用。

在芳香療法中大家所熟知利用觸覺來紓緩神經的方式就是按摩，它除了可以促進血液、淋巴循環，還可以達到放鬆與安定神經的作用。

自然香氣放鬆心靈──嗅覺的作用

跟其他動物比起來，人類的嗅覺雖然顯得較遲鈍，但是和自律神經有很大的關連。自律神經系統大受嗅覺的影響，由於自律神經系統掌控著感情的功能和內分泌系統，因此不可忽略嗅覺的舒適與否，對於身體和精神狀態的影響。聞到舒服的味道，心裡自然會湧出一片祥和；相反的，不舒服的味道有時會令人心情不佳，甚至焦慮不安。因此薰香療法對於自律神經系統有緩和、抒解、放鬆的作用。

溫暖色彩營造輕鬆氛圍—視覺的作用

在人類的五官中，視覺是大腦與外界直接接觸的器官，人對事物的第一個觀感，通常都是用眼睛看。視覺的色彩與心情也有很大的關係，明亮的顏色如：黃色、橘色、綠色、天藍色會令人心情開朗；晦暗的色調如：黑色、灰色、咖啡色、暗紫色常會令人感到陰鬱、沉悶。室內的牆壁與傢具，或是窗外的天氣，都會給視覺帶來不同的刺激，並影響大腦的活動，所以想要讓自己 high 起來，視覺上的刺激不可忽略。

美好旋律帶來安慰—聽覺的作用

藉著聆聽喜愛的音樂來放鬆，幾乎是最普遍的方法，也確實有煥然一新的效果。合適的音樂可鬆弛疲憊的身心，當意志消沉時，有時也可藉此鼓舞士氣。

耳朵是靠外耳、內耳的感覺器官與直接連向大腦的聽覺神經所組成。吵雜的聲響、過大的音量不但會造成聽覺神經受損，同時給予腦部過度的刺激，大腦會因無法負荷而感到煩躁，甚至自律神經失調。因此藉由音樂來紓緩神經，要注意音量的調節。每個人喜愛的音樂型態非常主觀，有人對於巴哈特別能放鬆，有人一定要靠 heavy metal 才能釋放悸動，所以不限任何音樂，只要自己喜歡就行了。

無論是嗅覺、視覺或觸覺，都可以帶給情感正面的效果，
擁有愉悅的情感，自律神經系統的功能自然就會跟著提升，
整體的免疫力也會跟著提升。

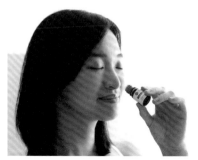

自然香氣放鬆心靈。

Chapter 2

精油——
植物最天然的芳香油

大自然的植物世界青野翠綠，妊紫嫣紅，它們與天地感
應連結，創造出美麗而精彩的生命旅程，無私奉獻充滿
生命力的植物能量——芳香。我們伴隨著沁入心扉的芳
香，使精神愉悅放鬆，內心達以寬闊。

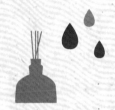

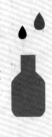

2-1

認識精油是什麼

精油是芳香植物的精華，這些萃取自果實、花朵、樹
木、樹脂、葉片、種籽、根莖等不同部位的眾香，散
發出它們的獨特香氣，與人們進行情感交流，疏通情
緒及經絡堵塞，引導真善美光明之境。

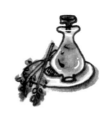

精油（Essential oil）是指芳香植物經過製作取得的芳香油——植物精油。植物精油的製作需經過植物的摘採、洗淨、萃取（蒸餾、脂吸、冷壓、浸泡、超臨界萃取）、成品等幾個主要的流程。

多種微妙分子，
交織成迷人香氣

精油是由多種不同的有機分子所組成，各種精油之所以獨特，並不在於其中一、兩種成分，而是整體巧妙、複雜化合出獨特的香味與功效。由於精油所含的成分眾多，現代化學能分析出其中的單一有機分子就有上百種之多，甚至還有許多現代科技所無法分析出的微量成分，因此很難以人工合成的方式，完全仿造出與天然一模一樣的成分，而這些微量成分的組成分子往往就是精油中最珍貴之處，也是精油意想不到的特殊功效所在。

所有植物的能量活動都從「光合作用」開始。二氧化碳與水，透過葉綠素與光能而合成葡萄糖與氧，這就是光合作用，也是將無機的二氧化碳轉為有機的碳水化合物之關鍵。

只要是碳水化合物，就是有機體，那麼，單純的葡萄糖是如何轉變為複雜的精油呢？其實這正是有機化學微妙的地方。碳水化合物有所謂「碳基」的特色，也就是以碳氫氧為積木單位，一直堆起來成為各種複雜的化合物，這所謂的「堆」，可是要花時間與能量的，自然有其特定的目的。依存在的部位與使用目的，可以分類如下：

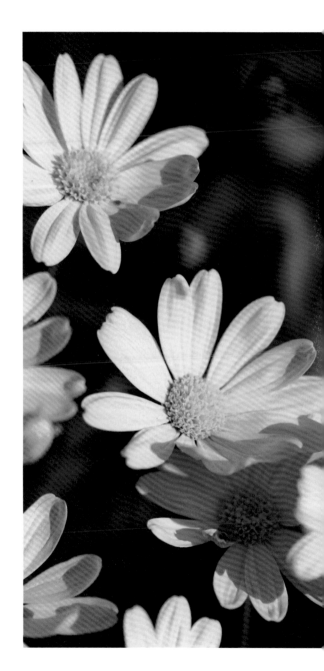

精油裡的成分

配糖體

碳水化合物之一種，有鎮咳、利尿、防腐、消炎等作用，也是知名的「阿斯匹靈」的來源。

酚類

苯環並帶有氫氧基的物質。存在松樹、胡麻、紫蘇等植物中，可作為驅蟲劑、祛痰劑、通經劑等應用。

植物油

這裡單指存在於植物油腺與油囊中的植物油脂，相較於動物油脂，植物油脂屬於不飽和脂肪酸，也含較多的必須脂肪酸，所以較易為人體吸收。同時，特定的植物，例如：唇形科、芸香科、桃金孃科、薑科，其植物油脂更含有獨特的成分，除了自古作為香料外，亦可作為驅蟲劑、興奮劑、強心劑，在醫理上有廣泛使用。

生物鹼

碳水化合物含氮的總稱，存在於植物的根莖葉、樹皮、種子，特定植物所形成的特定生物鹼，都有其獨特的功效，例如：古柯鹼。

帖類

$C_{10}H_{16}$ 系列的物質，有單帖與倍帖，在對抗細菌、驅蟲、治療濕疹皮膚病…等病症，有相當悠久的歷史。

類黃鹼素

存在於植物的根、莖、葉、花瓣、果實、種子，是一種黃色色素，難溶於水，其功用是利尿、預防便祕、增強心肌等。

鞣質

存在於植物的樹皮、心材、枝葉上，對於植物本身有防止腐朽與蟲害等作用，在山茶科、楊柳科、薔薇科、唇形科等最為普遍。

類胡蘿蔔素

普遍存在於植物各處，非水溶性，在果皮上也有相當豐富的含量。可用於祛痰、健胃，以及與高血壓、糖尿病相關之疾病。

香豆素

另一個普遍存在於植物中的成分，在當歸、獨活、白芷中存在最多，常用作鎮痛的配方。

皂素

主要存在於根莖與種子，具有吸濕性，可防止植物在乾旱期水分蒸發，並對害蟲有相當強的遏阻作用，主要應用於催吐、祛痰，常見於無患子科、茄科、五加科、玄蔘科、百合科。

芳香油是這樣萃取出來的

精油的生產工程，主要是採用水蒸氣蒸餾法、滲透浸提法、壓榨法、脂吸法…等數種方式，其中又以水蒸氣蒸餾法最常使用，包括：滲透浸提法、壓榨法、脂吸法的後製程序皆須使用蒸餾法以取得精油。

蒸餾法

以薰衣草為例，蒸餾時，先在蒸餾槽中放置已洗好，篩選過並綑緊的薰衣草材料，同時在蒸餾器中加入水，槽底下以火加熱，蒸餾器的頂端出口將蒸氣與油氣送至冷卻槽，由於這些液體不溶於水，油會分離漂浮於水面，冷卻後極易收集。1600 公斤左右的薰衣草花及枝葉，以 2～3 小時的蒸餾，約會產生 7～10 公升的精油。

溶劑萃取法

過程類似蒸氣蒸餾法，是以類似壓力鍋的大槽中，將基本材料放在架上。揮發溶劑加熱後，能通過網架，將固態精油溶解，之後再將這些飽含植物精華的溶劑經過高溫揮發，留下帶有香味的精油分子。

這是許多製造商與香水業者愛用的方式，因為所得到的香氣遠比蒸餾所得更濃。

脂吸法

專門應用在花類精油，如：玫瑰、茉莉、桂花等精油的提煉。花類精油重視香氣的飽滿與保留，所以將較厚重的動植物油脂（如：豬油）與花瓣互相塗布與接觸，讓油脂吸滿花的香氣與成分後，再利用揮發的過程，抽離出花類的精油成分，先得花膏及花蠟，就是所謂的浸膏（concrete），再將浸膏溶解吸出精油。

脂吸法得到的精油香氣是公認最飽滿的，以玫瑰為例，以此方式獲得的香氣就比蒸餾來得強。脂吸法萃取出的玫瑰精油稱之為「Abs」，不同於以蒸餾法萃取出的玫瑰精油「Otto」（一般音譯為奧圖玫瑰）。

過去某些西方芳療學派較為接受的是蒸餾法所得的花類精油，因為他們認為蒸餾法是較為「純淨」的取油法，但其實不然，脂吸法在抽離過程中，其中溶劑早已揮發始盡，還是可以達到 100% 的揮發乾淨，不會殘留。

溶解法

要從浸膏中獲取純粹的抽取物質，必須用能溶解某些成分的高濃度酒精處理。這種酒精能完全揮發，留下純萃取物質，此種萃取物質的成分異於浸膏與精油。如：萃取乳香、沒藥、安息香、白松香等樹脂類的精油時，便可採用溶解法。樹脂浸在溶解用的酒精中，之後酒精完全揮發後，所留下來的就是樹脂的濃稠精油。

冷壓法

某些植物對高溫敏感，容易被蒸餾法破壞成分，因此可使用冷壓法，像是：果類精油或取材自根部、種子的精油，如：葡萄柚、檸檬、佛手柑、甜橙、薑等，以及更珍惜原味原成分的基礎油，如：荷荷巴油，神奇奶油樹油，葡萄籽油等。

直接以壓榨方式得油率較低，但因完全無加熱過程，所以可以得到最完整的植物精華成分。

果皮可以用壓擠或磨碎的方式處理，再用海綿收集破損細胞流出的精油，最後從海綿擠出精油，過去是人工擠壓，現在多採用機器壓榨。

六大精油分類與萃取部位

植物性精油依取材的來源主要分為：花、草、木、果、香料、樹脂，是精油最主要的六大分類分法。

植物依據其天然需求，當然各部位、各種類都有其專門的功能屬性。

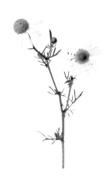

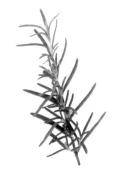

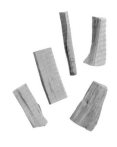

温暖、浪漫

花類精油

花是植物的生殖系統，負責吸引異性、傳宗接代，因此花類精油影響的也是氣氛培養、生殖系統、內分泌系統、荷爾蒙等作用。如：玫瑰、洋甘菊、茉莉。

清新、舒暢

草類精油

草的天敵是蟲類，因此草類精油多少都有些驅蟲的功用，而且草類的生命週期短，因此合成的精油也比較清爽。如：薄荷、檸檬香茅、迷迭香。

沉靜、豐厚

木類精油

木類是植物中含芬多精最多的部分，芬多精也是木類精油中最珍貴而獨特的空氣維他命，因此自然界最長壽的生物也是松、杉、柏等長青植物。強壯而豐厚的生命力，其精華當然也是以提升人體免疫系統、淨化呼吸為主。如：雪松、紅檜、絲柏。

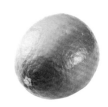

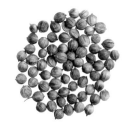

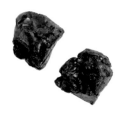

快樂、爽朗
果類精油

帶有陽光的開朗與豐收的飽滿，果類精油取自果皮，具有吸收陽光的能量、保護果實的本能，果類精油常用於刺激食慾與改善消化系統，所含的果酸也是常見的皮膚保養配方。如：葡萄柚、甜橙、檸檬。

馥郁、特殊
香料類精油

香料通常來自植物的種子與根部，也就是植物收藏其精華的部位。帶有濃厚氣味的香料精油，特殊氣味多半來自於植物體微量成分，自古人類使用香料不只是作為料理，也是一種食補，如：薑、茴香、黑胡椒、大蒜。

厚重，穩定
樹脂類精油

樹脂也是植物儲存精華的部位，且隨著時間累積，樹脂能發揮更多的作用，也就是愈陳愈香、越陳越能轉化更多酯類精華。如：乳香、安息香。

味道散發程度也影響了功效—精油的揮發性

　　精油味道散發的廣度與深度，根據不同的植物體與萃取部位而有不同，依其揮發性而分為高度、中度、低度。高度精油指的是最易揮發，低度則指揮發的速度較慢。揮發性高低也會影響精油的特性與應用。

高揮發性

甜橙 orange
尤加利 Eucalyptus
松針 Pine
茶樹 Ti tree
檸檬 Lemon
羅勒 basil
綠花白千層 Niaouli

特性：活動力最強，空氣散發性最快，最能立即的刺激和提神。

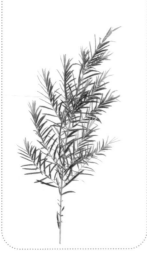

中揮發性

洋甘菊 Chamomile
天竺葵 Geranium
薰衣草 Lavender
迷迭香 Rosemary
茴香 Fennel
絲柏 Cypress
杜松莓 Juniper berry
薑精油 Ginger
馬鬱蘭 Majoram
薄荷 peppermint
橙花 Neroli
百里香 Thyme

特性：包括大部份的草本植物和萃取自枝葉的植物，揮發性介於高與低之間。

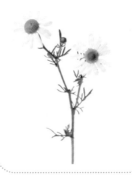

低揮發性

檀香 Sandalwood
乳香 Frankincense
沒藥 Myrrh
安息香 Benzoin
廣藿香 Patchouli
玫瑰 Rose
茉莉 Jasmine
依蘭 Ylang Ylang
岩蘭草 Vetivert

特性：較慢的揮發性，最具有鎮定和安撫功能，最能平抑焦躁及神經質。包括花、樹脂和木心類。

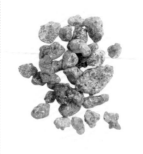

前味、中味、後味

精油揮發性完整的掌握，應該從前味，中味到後味，都能個別區分。

當你用某種精油擴香時，一開始浮現出的氣味就是前味，接下來半小時到一小時內的是中味，後味的持續性每種精油各有差別，草類精油一般持續一天，而樹脂類與香料類可以超過三天。

氣味是很主觀的判斷，也是我們最少磨練的感官，但在學習芳療過程，愈是磨練與判斷氣味，就愈能體會它的表現氣味，到了一定程度便能對精油氣味能描述得愈詳細，判別出最細微的差別，運用能力自然也會更強。

可以單用，也能多種調和—單方與複方

單方，指的是一種植物經過萃取後所得的純精油，複方指的是兩種或兩種以上的精油相混合而得之，其中又分為：複方精油及複方按摩油。

單一植物精油對某些症狀有效，那麼多種同屬性的精油加在一起使用，是不是更有效呢？一般來說這個答案是肯定的，複方精油的效用通常比單一精油更好，但必須混合得當。

將低度的精油和高度的精油混合，有助降低些揮發性。不同揮發度數的精油混合在一起，可使精油之間發揮協同性，並降低單一精油的致敏性。

單方與複方精油

植物單方精油

單一種純精油單獨使用，或整瓶精油只有單一種植物萃取物，如：薰衣草精油、玫瑰精油、橙花精油等都稱之為單方精油，這類精油可直接用於擴香器擴香。若要接觸皮膚，通常會顧慮到有一定的刺激性，必須以5%的比例與基底油混合按摩皮膚。

植物複方精油

由兩種或兩種以上的純精油相混而成的混合精油，即稱之為複方精油。如芬多精複方純精油，是綜合多種高山木類精華的複方純精油。只要是純精油，不管單複方，若要用於皮膚按摩塗抹等，都必須先與按摩油稀釋緩衝後再使用。

植物複方按摩油

這類的複方按摩油是專為皮膚按摩與塗抹而設計，由兩種或兩種以上的純精油混合而成，為了方便直接使用於皮膚，其中添加了適度的基底油或稀釋液。由於已添加基底油或稀釋液，故不適合用於擴香。一般植物按摩油調入精油的比率在 1 ～ 5% 間。

單體香 Perfumery isolates（天然材料提取或是直接合成單一元素）

是將天然香料用化學的方法，從中分離出單一結構的化學元素。但是目前大多單體香是直接合成化合物，如薄荷中的醇（薄荷腦）是以結晶法提出單體化合物，芳樟醇、樟腦…等皆是。

化學合成香精油 Synthetic perfume（化學合成）

是指經過化學合成製成化合香科，如：由單體香料、原油及天然氣合成芳香化合物，經煉煤化工生產之原料，目前全世界合成香料的開發已接近萬種，而常使用者約為 400 ～ 500 種。在市場上有許多價格低廉的香精油，其實就是由合成香料複合成的油性香精。

調合香精 Perfume compound（化學合成）

所謂調合香精，即指經由人工將兩種以上的香精混合，用以達成特定香型的需求，此複合的工程產品稱為調合香精，調合香精被廣泛應用於日常生活，如：食品、衛生產品、化妝品、工業除臭劑、醫藥用品等。

「芳香療法」中「芳香」佔了一半的比重，
如果能充分利用「芳香」的價值，
來影響自己或對方的心理狀態，氣味就成了你的調色盤！

2-2

聰明選對好精油

市面上的精油品牌眾多,同樣是精油,聞起來味道相似,可是價格怎麼差很多?有的論斤賣只要幾百塊,有的幾毫升就要上千元,到底如何檢驗精油的好壞呢?以下原則教你掌握精油品質,輕鬆選購對的精油,不被廣告牽著走!

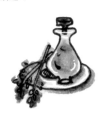

從包裝、價格辨識精油品質

祕訣 1. 弄清楚來源，是天然植物或化學合成品

精油好壞與來源大有關係。工業化合的當然最便宜，而且可以大量出產，如：一般的空氣芳香劑、洗髮精的香味，甚至所謂香水面紙、香水產品的香料來源，許多都是由化學合成的。特別是市售的薰香油、香精油，更要小心不肖商人拿化學合成品來製做販售。

化學合成的味道，雖然聞起來跟真精油感覺相似，不過還是有相當的品質差別。只要你仔細聞，不難發現其味道的複雜性與單一性的相異。

祕訣 2. 別被類似名稱混淆

市面上有許多「心虛」的廠商，知道自己不是真正的天然植物精油，就會給商品名一點「空間」，如：香精油，水精油，薰香精油…等。

精油的原文是「essential oil」，除了少數高檔的「原精」是指 100% 花類精油，但因為花類精油太過昂貴，市面上有很多是以 20%、5% 甚至 2% 在販售。

怎麼辨識呢？精油產品標示要有名稱（中英文及拉丁學名）、產地、製造日期或有效日期，這些都是最基本的。除了看包裝外的說明，也別太迷信外包裝，因為刻意的偽劣品光靠包裝是看不出所以然的，包裝上愛怎麼印就怎麼印，要用於身心的必須是真實的內容物才可靠。

以精油洗髮精為例，也許你會問：這種現成的精油洗髮精，跟自己買精油再用無香精洗髮精調和的是否相同？當然不同。先看這些洗髮乳上面的標示，最多會在成分中寫「essential oil」（精油），其實根本標示不明；或是將薰衣草精油洗髮乳寫成「lanvender oil」，這也是大外行。其實市售的精油洗髮乳，最多加上化學合成的植物氣味，不可能用天然植物精油，遑論護髮療效。同樣的情形也出現在其他清潔產品。

像某些芳香劑也常只標示「高級香精」，這不可能是天然精油。簡單來說，市售號稱的精油產品，多半是化學合成，千萬不要把它當作精油來使用，否則實在很對不起天然純精油的「氣質」！

祕訣 3. 找出代表性產地

　　植物的產地、栽培方式、採摘時機、採集人工成本及萃取方式等，都關係著同一種植物於不同產地的價格差異，就像是咖啡豆或其他原料一樣，常有波動，也直接影響品質。等級好的精油與較差的精油，在療效與價格上相差就甚為懸殊，正所謂一分錢一分貨，但這並不代表等級較差的精油就不可使用。

　　每一種植物精油都有其正統的代表性產地，因為那是最適合的土壤、溫度、品種與累積多年的採收萃取經驗，因此建議了解植物精油的代表性產地，並以之作為第一優先選擇。

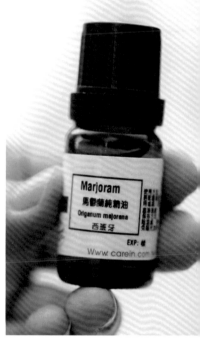

購買精油時要注意包裝上的名稱、產地等資訊。

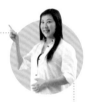

市面常見的所謂「精油商品」有以下幾種：

1. 純天然植物精油：
從植物中蒸餾萃取出來的植物精華，英文為 essential oil，也是我們所認定的精油。

2. 合成精油：
是以化學合成或純精油稀釋、他種單體香參入精油等手法製成的劣質精油，依其手法不同，各有判別或鑑識的方法。

3. 香薰油：
是以 95% 的異丙醇，調配水及香精而成。異丙醇為高溶解溶劑，高揮發性、易燃、不可食用、不宜接觸皮膚，切勿與精油混淆！

4. 水精油：
是將精油加入介面乳化劑，使其可溶於水中，達到稀釋效果，但與真正的純精油還是不同，不可混為一談。

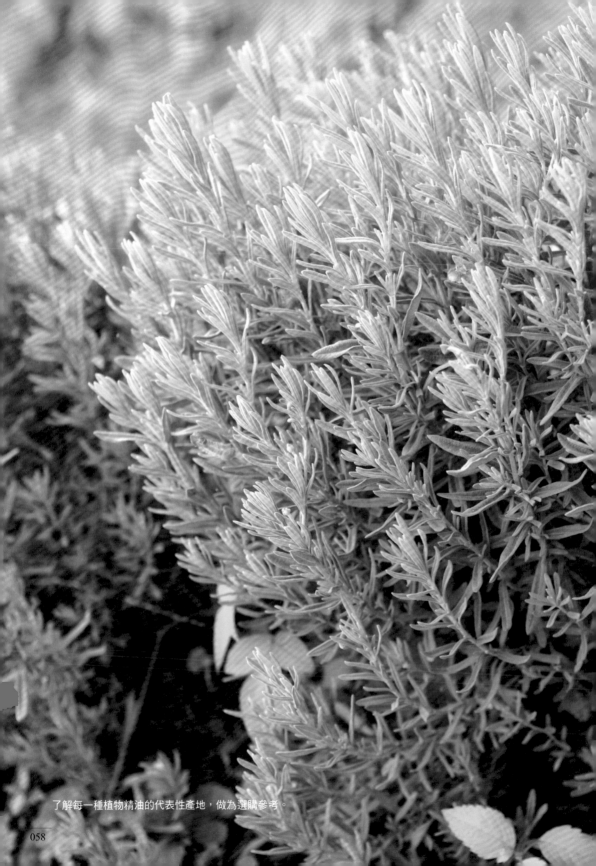

了解每一種植物精油的代表性產地，做為選購參考。

以薰衣草為例，推薦的產地是法國普羅旺斯，而近年來其他較知名的，如：保加利亞、中國大陸、哈薩克、澳洲等地，薰衣草品質也相當優，但就原料萃取技術來說，法國的薰衣草精油還是略勝一籌。

但是植物精油也不一定是法國的最好，像近年來中國的冷壓老薑精油品質好、產量豐，幾乎獨佔了世界最大宗的產地。所以，一般代表性產地，也會隨著農經發展的技術與資源而不斷改進，因此當然也會有異動，這必須確實去研究、分析、比較，才能有大略的了解。

祕訣 4. 精油的價格也有學問

只要看到那種清一色相同價格的，如：從薰衣草到玫瑰全部都是 500 元，保證絕對是化學合成。理由很簡單，精油雖是同樣大小瓶裝，但都來自不同的植物體，當然產量與產地都會關係到價格。更何況花類精油取油量少，一公噸的玫瑰花才能萃取出一公斤的玫瑰精油，價錢當然無法與一般的草類精油相比了！

請記住，化學合成品的原料與天然的原料，光是成本就有千百倍之差，千萬小心。

祕訣 5. 不同品牌價格也隨之有別

國內大多數的香草精油產品，都是由國外進口，有的是向某廠牌採購，所以無法直接了解植物精油是由哪個產地提供。當然，這些精油廠商有一流的專家做分析與研究，調配出他們認可的產品內容，而這也增加了許多研發成本。這種說法就像是當你買咖啡時，可以買曼特寧咖啡，也可以買星巴克咖啡。一個是產地，一個是品牌。

以產地為導向購買，可以用最精準的價格買到最確實的產品，也比較接近該精油的療效參考值；以品牌為導向，除了買商品外，同時也在品牌價值鏈中貢獻一些。

簡單來說，購買純精油，品牌差異會出現價格之分，但這與你買的精油沒有太大的關係。除了地下販售的合成精油外，天然精油真正有差異的是純度。

從色澤、氣味認出優良品

祕訣 1. 從精油色澤辨別真偽

不要以為精油顏色與一般所知的植物外表有關，如：薰衣草的花是紫色，但薰衣草精油是幾乎透明，要是你買到了「紫色的薰衣草精油」，可別高興得太早。

曾經有人以為洋甘菊是白色的花，所以精油也應該是白色或透明，事實上，洋甘菊精油是藍色的，且洋甘菊最珍貴的就是「藍烴」，因為成分珍貴稀少，還會以該成分的比率鑑定其價格，如果花了高價卻買到透明的洋甘菊，百分之百是受騙了！

其他又如：檀香是淡黃色，因為各地的萃取技術與純度不同也會有些差異。乳香顏色依不同產地，顏色從乳白色到淺褐色都有。雪松一般幾乎是透明或淡黃色，但北非的銀雪松卻帶點金黃色，也較濃郁，接近檀香；而尼泊爾的雪松則顏色較深，也更黏稠，還略帶點潮濕味，與其品種為喜馬拉雅雪松，生長期緩慢有關。

祕訣 2. 貨真價實的關鍵在氣味

化學合成的精油氣味比較「單純」，檢查的方式為：先滴在衛生紙上，在鼻子附近晃兩下嗅聞，不要湊得太近。放置十分鐘再聞一下，最好隔幾小時再嗅聞一次，要是都沒什麼變化，肯定是化學合成的。

天然精油會有很微妙的轉變，如：變得香甜一點或不那麼刺激。天然精油就算不好聞（像藥草類、樹木類有些不是很好聞），也一定有植物的天然味道，不會刺鼻也不會頭痛，而且味道不單純，不同的人聞到還會有不同的聯想與喜惡。如果是稀釋的，滴出來聞可能會聞到一點油味。

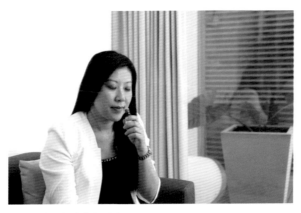

天然精油的氣味富有層次。

　　市面上所說將精油滴在水中或滴在衛生紙上所呈現的性狀，這些方法都不足以檢驗品質真偽，因為每種精油依植物種類，萃取部位，所表現出的性狀、顏色、比重都不同，無法以一概全。所以嚴格來說還沒有任何一套簡易方式能讓人三兩下就成為辨識精油的高手，唯有對該精油的認知與氣味深度領略，能主導你的判別。統合以上，判別通常有以下幾個大方向：

	天然植物精油	化學合成（單體香）
味道氣味	複雜→經過轉化	單純
顏色物理性質	與萃取的性狀有關	顏色差不多
比重	部分比水輕，部分比水重	比水輕
生理反應	隨著味道的揚升與紓緩，給人抑或揚的情緒轉換	聞多了會出現頭痛、噁心感

如何辨別精油的純度？

　　正常的精油純質度都能達到 100%，若是不足 100% 的精油，有可能是加入了油或其他有機溶劑，甚至加入一些揮發性液體稀釋以賺取暴利，如此一來在療效上就大打折扣，甚至於會對身體造成傷害。

GC 圖與質譜分析

　　但怎麼檢驗精油純度呢？事實上，想要精確檢驗，必須透過科學的方法：GC 圖與質譜分析，由氣相層析儀檢驗之，由實驗得到的化學層析結果得知它的組成成分，不過除非有管道，否則這種檢驗可是很貴的喔！

　　完整的精油化學檢驗報告書，左邊是分析曲線，每一個 peak（峰值）都是代表某一種化學含量，而右邊則是取樣數據，將這些資料對照化學相關參考索引，就可以查出這個測試物質的化學組合。

　　這種完整的整套報告資料內容，是不可能在零售單瓶時提供的，就算提供了也不

合理，為什麼呢？因為精油就算是同一個產地，不同的收穫季節與採收時效都有不同的成分，所以才要針對每一「批」精油做成分檢驗，以區分出這一「批」精油品質的好壞，因此每一「批」精油的品質也會有差異，而所謂的「批」動輒就上噸，檢驗報告不可能只對一瓶做分析，如果是這樣，怎麼可能只用一張檢驗報告來證明所有單瓶精油的品質？

天然精油是由相當複雜的成分組成，因為每一種成分都代表了特定的香味、療效或其他功能，而這也是天然精油的可貴之處。

而化學精油就不可能如此複雜，最多就是把模仿對象的主成分，以化學合成的方式製作，所以天然精油跟化學精油的差別，藉由分析可明顯看出，化學合成的層析數據非常「單調」，不會像天然精油有那麼多起伏。

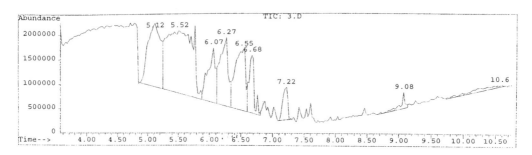

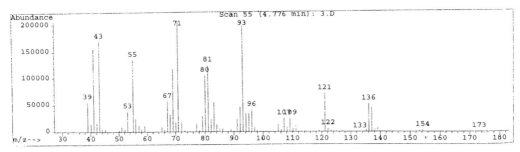

以上為兩份完整的精油檢驗報告書，上圖為分析曲線，下圖是單位時間所出現的 peak（峰值），代表某一種化學含量。若是化學合成的精油，就不可能如此複雜。

2-3

選擇適合自己的
芳療工具

原來精油有這麼多種運用方法！除了經典的薰
香、按摩，還可以來個芳香浴，或是簡單的滴在
手帕上擴香、製作成噴霧隨身攜帶。外出、居
家、悠閒、繁忙都能過天然療癒的芳香生活。

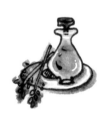

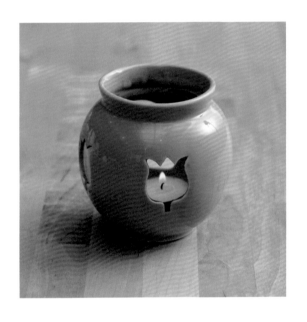

蠟燭薰香台

這是最經典、最簡易的薰香工具。在薰香台上方盤子裡加入熱水，滴入 4～5 滴精油，下面用無煙蠟燭加熱，隨著加熱蒸發的水分，香氣在溫暖的燭光閃動中，旋漫於室。

在材質上，比較推薦土陶、龍窯、黃銅。

土陶

透氣性良好，薰香過程中能加乘香氣流動感，讓精油的原始能量與土地能量連結，特別適合於薰香料、種子、根部、樹脂類精油。

龍窯

是以木柴燒製的傳統石灣窯口，採古方植物上釉，釉色古拙，沉實，色彩變化自然，與一般的汽窯瓷器區別甚遠，與果香、花香、草香、樹木類精油共振尤美。

黃銅材質

含微量的金與銀，晶體密集，具導電性，與宇宙能量網絡連結。薰香推薦七輪能量複方，單方可用檀香、岩蘭草、雪松。適合用於能量場調整、禮佛、祈禱等用途。

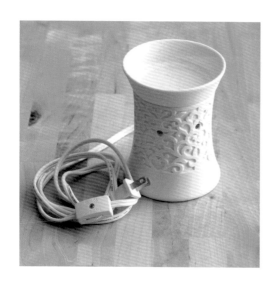

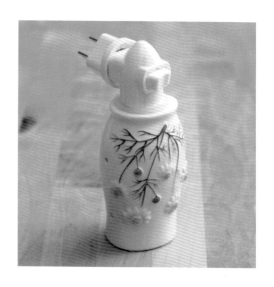

電薰香台

使用方法與蠟燭薰香台類同，加熱的方式採用插電式，能夠做到恆溫。

薰香燈

用燈泡代替蠟燭，以熱度讓精油揮發擴散的器具。因為不是使用燭火，即便家裡有小孩和寵物也能放心薰香。薰香燈大多使用 25 瓦的小電燈泡，因此也可以作為床邊的小夜燈，有些還可以調節光的亮度，頗為實用。

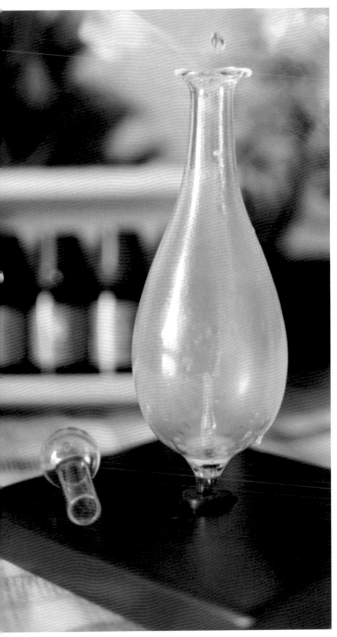

負離子擴香器

負離子冷噴擴香是以馬達吹氣，將精油霧化為負離子型態而擴散出來，只需數分鐘，香氣就能瀰漫整個房間。優點是不需加溫，能整全保存精油的芳香分子，且擴香空間大，空氣質量改善程度更好。可是對於聲音敏感者，馬達發出微弱運轉聲會有所干擾。

使用負離子擴香器，更要注意精油品質，近年來由於各家競爭激烈，各種負離子擴香器也紛紛出籠，除了設計製作的手工品質落差極大，配套的精油也差異甚遠，使用不純或化學合成的假精油對人體傷害不小，萬一假精油中有揮發性物質，經過霧化後還會成為易燃物，若附近有人抽菸甚至可能引起爆炸，不可不慎！

超聲波噴霧香薰器

水溫超過60度，就會影響精油的化學分子。超聲波噴霧香薰器是以負離子噴霧，既不影響精油的化學分子，又可以為乾燥的空間帶來一絲絲的濕氣。你可以在其中滴入 5 ～ 7 滴複方精油，於滋養中提升身心能量。

負離子擴香器是最符合自然情境，維持原汁原味的植物性精油使用法。

水晶擴香石

不用加溫就能顯著感受到天然精油的芳香，以天然水晶配合精油，力量更大。你可以在水晶旁點薰精油，更可以直接將數滴精油滴於水晶擴香石內，精油所散發的香氣與水晶振動結合，產生立體性的漩渦，能量的加乘使精油的分子擴散範圍更廣，留香持久，香氣也變得特別清澈甜美。

芳香蠟燭、線香

芳香蠟燭是指含有精油的蠟燭，線香則是加入各種香料或精油製成。市面上有許多現成商品可供選擇，相當方便。但是這些商品中或多或少使用合成香精，購買時需特別留意。有些只有類似香味卻沒有任何效果，如果知道芳香精油的香氣，很容易便能辨認。建議稍微累積點經驗後再使用這類商品較好。當然，如果是自己製作的，就更能放心使用了！

蒸汽擴香器

不少加濕器也會採用這種附加方式來增值。原理是讓精油隨霧化蒸汽擴散，適合乾燥天氣使用，可適當加濕室內空氣，方便且省精油，適合放在辦公室使用，滋潤常年被空調吹乾的面頰，紓緩因為壓力而疲憊的心靈。

喜馬拉雅鹽燈

相對小眾化的薰香工具，但其實非常好用。主要是利用喜馬拉雅礦物鹽的淨化功能，以微加溫的方法薰香精油，兩者融合，令香氣別有一番意境。尤其適合經常使用電腦的人，可以在電腦旁放一盞這樣的鹽燈，降低電磁輻射帶來的汙染，增加氣血運行，提振精神，創造自然平衡的離子環境。

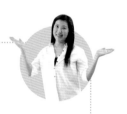

加熱薰香要注意的事

控制溫度：
精油長期處於超過 80℃高溫，成分會被破壞，氣味很快就會消失。

定時加水：
避免水分燒乾或溫度超過而引起火災。

空氣暢通：
在薰香期間請保持空氣流動，不能完全密閉。再好的薰香方式，也必須保持新鮮空氣注入，以免導致缺氧。

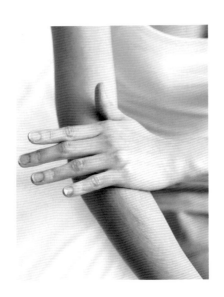

由外而內滲透肌體
肌膚按摩與塗抹

　　薰香是透過恬靜呼吸的方式，慢慢地舒展身心，而塗抹則是直接由外而內地滲透進肌體，藉由按摩更能夠提高皮膚對精油的吸收力，增強體內代謝與排毒的作用。

　　要注意的是，精油不適合直接塗抹肌膚，必須調入基礎油（來自堅果或種子的植物油，常用以稀釋高濃度的純精油）使用，降低對皮膚的刺激性。也可以將精油加入無香精的乳液、乳霜中作為日常保養。

全身上下都放鬆
芳香浴

　　將精油滴入浴缸中作芳香泡浴，藉由密閉空間，精油可直接滲透肌膚，同時藉由呼吸進入人體。也可以加入無香精洗髮精、沐浴乳中配合使用。

　　精油可溶於酒精、油性物質中，但微溶於水，因此在一般狀況下，直接將精油滴入水中是可以使用的，如果非常希望精油能均勻溶解於水中，最好加入最天然且容易取得的乳化劑，可以準備一小匙的奶精或全脂鮮奶，將精油滴入調勻後再倒入水中。

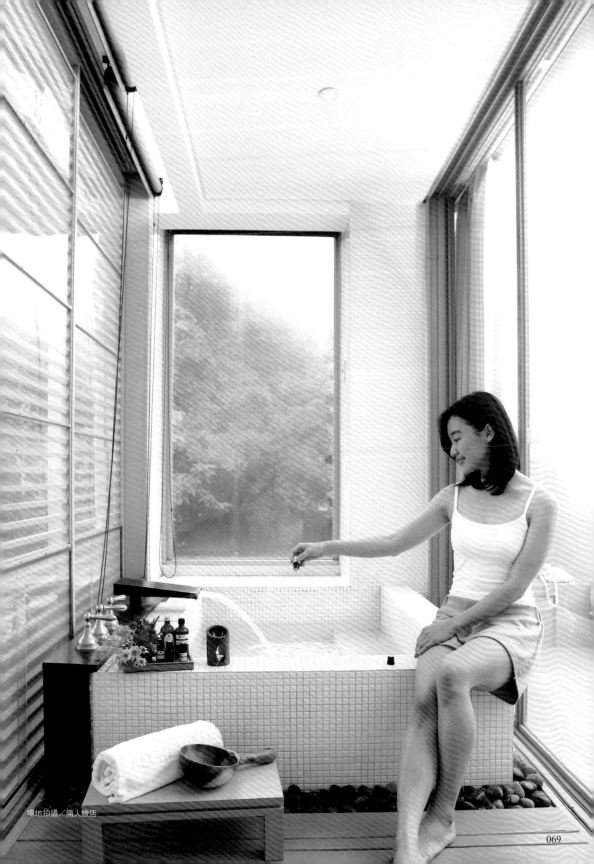

場地拍攝／備人旅店

簡單即時的聞香法

　　還有一些在日常生活中靈活享受精油的妙法，如果你感覺心煩氣躁，手邊又沒有薰香等器具，也能夠隨時隨的快速嗅香。不必花什麼錢添購設備，也能享受精油的好處。

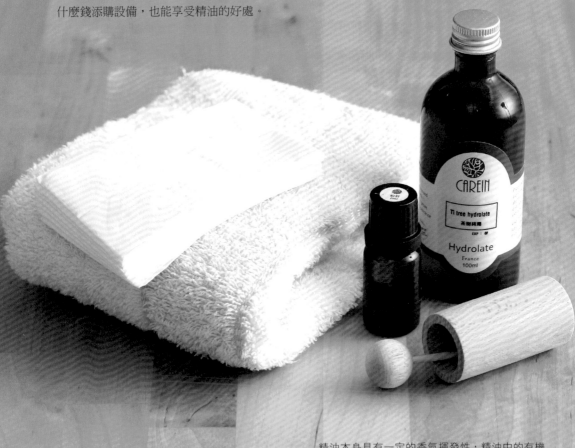

精油本身具有一定的香氣揮發性，精油中的有機成分（如：醇、單萜烯）也有揮發性，所以將其靜置於吸水紙、布料就可以自然將香氣揮發出來。

手帕式

將2～3滴精油滴於面紙或手帕上，開會、駕車、搭乘飛機時，只要有需要，都能自由使用。

手掌摩擦式

滴1～2滴精油在手掌中，用雙手摩擦生熱，置於鼻子前吸嗅香氣，可以立即改善疲倦，提振精神。

天然吸香物

土陶、浮石、乾花、香草、棉麻、木頭、紙片等天然物質，可以吸納香氣，將精油滴入其中留存香氣，放置於你需要的地方，讓生活更加精緻有趣。如：用透氣材料包裝木屑後做成香氛包，滴入精油，放置或懸掛於通風處與櫥櫃中，便能有很好的擴香效果喔。

馬克杯擴香法

透過水蒸氣將將精油的分子擴散，藉由人的呼吸送入肺部循環，進入血液。這種方法對呼吸道感染有效，但氣喘病患者不宜使用。

噴霧式

於50cc的噴式容器中注滿礦泉水，加入5至20滴精油搖晃均勻即可使用。閉上眼睛，深呼吸放鬆，直接於上方往下噴灑於人體周圍，或噴施於所在空間。

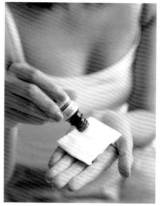
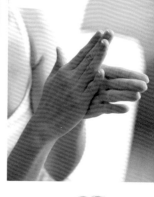
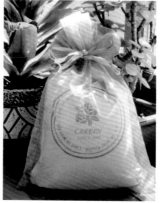
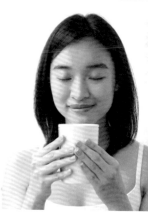

2-4

這樣用精油最安心

小小一滴精油，其實濃縮了好幾倍的植物精華，可別貪功而多滴，也不能因為喜愛而過度長期使用。幼兒、孕婦、患特定病症者，也要特別注意精油選擇與調配用量。

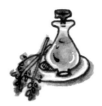

精油的滴用方式

　　許多初學者對於精油調配最頭痛的問題，就是滴精油跟分裝純露。精油的使用是以滴數計算，有時也會寫成 d，如：薰衣草 5 滴、薰衣草 5 d。

　　有些精油比較黏不好滴，有些精油比較輕，隨手就滴好多出來，該怎麼控制滴數呢？

　　精油瓶的滴頭有一個特徵，一定有一個較長的滴口，跟一個進氣孔，請仔細觀察，較長的滴口深入精油瓶的那一端，不在正中央，所以要滴精油的時候，手法是：

比較黏的精油
- 旋轉瓶子，讓進氣口保持在上方，較長的滴口管在下方的角度，可以讓精油滴出時略快。

比較輕的精油
- 反之，進氣口在下方，可以滴得略慢。

　　正常的滴法，20 滴約為 1ml（也就是 1cc），熟練相關技巧與換算，才能順利操作精油的調配。

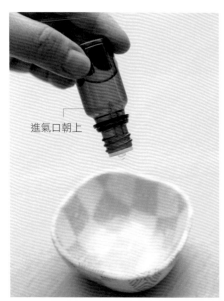
比較黏的精油滴法

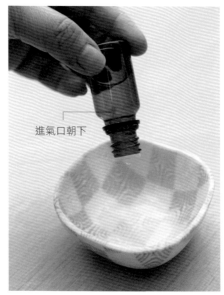
比較輕的精油滴法

保存精油小撇步

其實精油只要放在室溫即可，但考慮到冬夏的溫差，夏天白天可能有 30℃ 以上，為避免溫差太大，最好放在室內無陽光照射的木製櫃子或抽屜裡，溫度範圍在 25℃ 至 16℃ 之間最宜。保存在木盒、木製家具中比鐵櫃適宜，因為木頭可以維持較好的溫度與濕度，較能做到冬夏的恆溫！

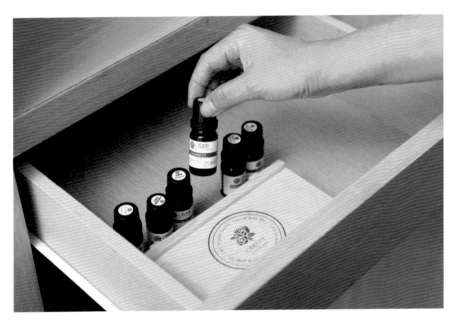

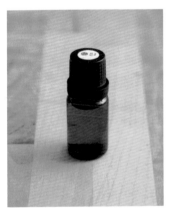

不太建議放在冰箱裡，因為冰箱溫度較低，經常拿出來使用然後再放回去，經過冷藏與室溫的溫差更大，對精油保存不利。

精油的裝瓶，考慮避光性，選擇深棕色瓶會比藍色瓶或綠色瓶更好。由於每一次的開蓋都會嚴重揮發掉許多精油的成分，所以要盡量少接觸空氣。

享受香氛的安全叮嚀

以最低量為原則

　　不要低估精油的濃度，就算是一滴甜橙精油，也代表了十幾顆甜橙的提煉效果，劑量使用千萬要小心。不要一次滴入過多精油，只要使用能夠達到效果的最小量就夠了。

　　也許你會特別喜歡某一種氣味，或是因為同一種精油使用久了，慢慢對其氣味變得不敏感，然而無論什麼原因，都不可擅自調高該精油的比例。

　　當然也不能希望精油能「快速」發揮效果，就刻意加重比例，像是苦惱於滿臉的青春痘，就將茶樹精油塗滿臉部，這樣反而會適得其反！

不能持續使用十個星期

　　如果短期內使用同一種精油過久、過多，就會造成人體內與環境中累積過多該種精油因而失衡。

　　其實，當使用過程發生「對其氣味不敏感」或「真的特別喜歡某種氣味」時，反而應該降低該種精油的使用濃度，直到能找回正確的使用平衡感為止。

　　也不可以單獨依賴特定的精油，而應嘗試用方向相同的精油來取代。日常使用的應用方向，也該準備兩種以上的配方組合，給自己不同的嗅覺刺激。

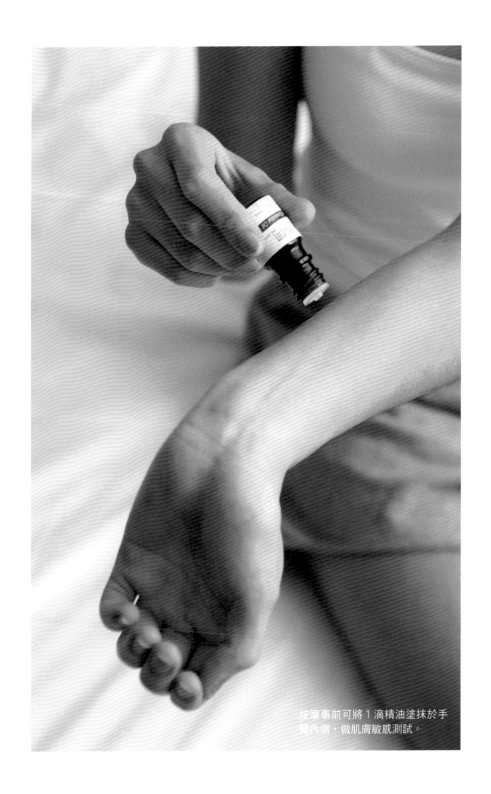

按摩事前可將 1 滴精油塗抹於手
臂內側，做肌膚敏感測試。

精油敏感測試

如果擔心身體會產生過敏，可以用棉花棒沾一滴受測的純精油，擦在手腕內側，24 小時內不要洗掉，如果該部位有發癢、紅腫或其他不適反應，表示該精油並不適合你的體質。

這種方法，特別可用於老人、小孩、孕婦或有過敏症病史者。其實對一般人來說，5%以下稀釋的精油不可能有劇烈的反應，不過為了長期使用，最好還是先做這些檢測。

以下精油可能造成過敏，使用前最好做測試：香薄荷、丁香（葉）、丁香（花）、肉桂（樹皮）、肉桂（葉）、紅百里香、檸檬香茅、紅百里香、檸檬、香蜂草、馬鞭草、牛至草。

此外，精油嚴禁直接用於眼部、黏膜組織（如：口腔內側、陰部），更不可直接吞服或進行其他侵入性治療行為。

具光敏反應的精油避免白天使用

光化性毒素（又稱光敏性）是一種非免疫性反應的另一個來源。在些芳香精油中可以找到對紫外線吸收力極強的成分，這些成分通常是 Furano- cumarine、Bergapten 和 Xan- thotoxin，在陽光下易引起皮膚的曬斑及過敏如：歐白芷、佛手柑、檸檬、橙、龍艾、椪柑、歐芹。

若用於按摩，不宜曝曬陽光，使用後也應避免不當日曬，所以不建議在白天用於皮膚按摩。

有慢性中毒危險的精油

鼠尾草、龍艾、歐百芷、黑胡椒、肉桂皮、香茅、丁香、薑、檸檬香茅、檸檬馬鞭草、肉荳蔻、薄荷，上述精油使用前，要先稀釋成 1%的濃度。

使用精油要注意的族群！

孕婦

孕婦使用精油按摩，一般來說在低劑量的使用範圍下，無須嚴格限制精油種類。但懷孕的九個月當中每個階段的生理需求都不同，如需嚴格規範可分為：

- **懷孕時不能使用的精油：**

  羅勒、樺木、快樂鼠尾草、絲柏、天竺葵、牛膝草、茉莉、依蘭、杜松、馬鬱蘭、沒藥、肉荳蔻、薄荷、迷迭香、龍艾、百里香。

- **懷孕前三個月不能使用的精油：**

  洋甘菊、天竺葵、薰衣草、玫瑰。

  這類精油都有些雌激素的作用，濃度高的情況下較易引起初期的 Bleeding（點狀出血）或先兆性流產。

- **懷孕期間的正確用法**

  可滴 1 滴精油在腳底，或做 2 ～ 3 滴精油的溫水泡澡，（也可將精油先以基底油稀釋後，再加入洗澡水中）。

  局部按摩時，只能使用微量，而且要經過稀釋的步驟（精油只能含按摩油中的 1 ～ 2%）。如果曾經流產者，上述的精油絕對不要使用。

幼童

六個月內的嬰兒不建議用精油，若需要用於皮膚，建議用純露或基底油代替。一歲以下的幼童盡量避免精油按摩，可採用純基底油按摩。

室內的擴香或薰香，有助於安撫幼童的情緒，但建議以高揮發性的果類精油如：甜橙、葡萄柚、佛手柑、檸檬等較安全。

除了對抗病毒及殺菌防蟲，房間擴香和薰香可搭配薰衣草及茶樹在其中，但每日用量不超過 6 滴，室內面積需超過 10 坪的空間。

癲癇症患者

癲癇症患者禁用的精油有以下：洋茴香、牛膝草、迷迭香、苦杏仁油、菖蒲、樟樹、肉桂皮、艾草、野馬鬱蘭、鼠尾草、茶樹、苦艾、艾菊、側柏、龍艾。

G6PD 缺乏症

俗稱「蠶豆症」，有這類病史的患者，不可使用：芳樟葉、樟樹、肉桂、香茅、羅勒、醒目薰衣草、馬鬱蘭、松針、迷迭香、鼠尾草、百里香、丁香、馬鞭草。

蠶豆症的小孩，含有樟腦、龍腦的精油務必避免，也不建議使用薰衣草、羅勒、佛手柑、芫荽、花梨木、芳樟葉、檸檬、百里香。

高血壓

平常血壓高於 140/90mmhg 以上的患者，以及有服用降壓藥的患者，嚴禁使用幫助血管收縮或有升壓效果的精油，如：迷迭香、鼠尾草、肉荳蔻、尤加利。

低血壓

低血壓患者禁用的精油有以下：馬鬱蘭、薰衣草、羅勒。

惡性腫瘤

在芳香療法中實際上沒有一種方式會真的會致癌。但有報導指出，內服藥中有高含量的龍蒿（龍艾）可能會引起癌症。因此，羅勒及龍蒿的使用易引起爭議。

腎臟病

高濃度的歐洲刺柏精油會危害腎臟，這是眾所皆知的事。然而那些存在於濃縮藥劑中會造成發炎的物質卻是完全無害的。含高含量蒎烯類型的單萜烯精油會引起腎臟發炎，這是完全普遍適用的定律。而薰衣草、麝香鼠尾草或茶樹這些含有大量酒精及酯類成分的香精油，比較容易造成腎毒性。

肝功能障礙、肝硬化

含苯酚的精油，長時間使用可能有害肝臟如：香薄荷、香芹酚、紅花百里香、丁香（葉）。

Chapter

3

功效╳應用

受歡迎又好用的
14 款必備精油

如果面對種類繁多的精油，讓你不知從何下手的話，建議先由四大入門精油—薰衣草、茶樹、天竺葵、檸檬作為開始，待熟練四款精油的氣味、功效後，便能學習最基本的複方搭配。之後的 10 種進階精油，也可以逐漸加入學習。

熟練這 14 種精油後，接著便可開始接觸純露、基底油、乳霜…等應用，並盡量以 14 種精油作為練習的配方材料，你也可以成為掌握植物香氣與功效的達人！

3-1 新手必備！
四款入門精油

3-2 全方位生活呵護！
十款必備精油

3-1

新手必備！
四款入門精油

薰衣草、茶樹、天竺葵、檸檬這4種精油的氣味，包含了草、木、花、果四大萃取類別的香氣。薰衣草代表的是草類，茶樹代表的是木類，天竺葵代表花類，檸檬則代表果類。這4款精油的功效最多元、用途最廣泛，可以作為該類別最基礎代表。

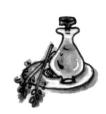

入門精油 1

薰衣草 Lavender

原　　文	Lavender
拉丁學名	*Lavandula angustifolia/officinals*
科　　別	Labiatae 唇形科
推薦產地	普羅旺斯
萃取部位	花苞、葉
萃取方式	蒸餾
香味特徵	清幽淡雅的草本味道中帶有甜甜的花香，萃取自花苞部分，更能領受其後味的甜味轉化。
功　　效	皮膚上最常用於燙傷、灼傷，能促進傷口癒合、去疤；情緒上則具有抒壓、助眠的功效。
最佳搭檔	佛手柑、馬鬱蘭、花梨木、快樂鼠尾草。

◎ 薰衣草有平滑肌鬆弛的作用，建議懷孕初期 14 週前避免使用，而懷孕 14～28 週的孕婦反可以利用其紓緩的特性，讓自己有個輕鬆平穩的懷孕期。

六個月以上的幼兒，建議以50cc基礎油對5～10 滴精油稀釋使用（1%）

薰衣草精油的功效是最早被發現的精油治療方法，源自於法國化學家蓋特佛塞在實驗室中將被灼傷的手放入薰衣草精油中，經過一段時間，發現竟能連傷疤都完全消除！從此開始了精油治療相關的研究。所以薰衣草對於受損皮膚組織的恢復，是最早被證明有效的功能。

由於薰衣草的香氣具有安定情緒的作用，因此無論是運用於公司會議、閱讀思考或助眠，都能幫助沉澱雜亂的思緒，平穩心情。

此外，薰衣草類似於顏色中的「白色」，在精油的運用中，幾乎能與各種精油調和，做最佳的輔助角色，並襯托出融合的特性，發揮綜效。

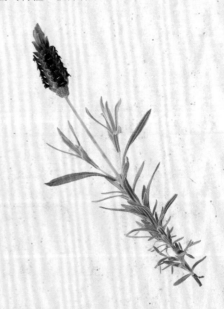

薰衣草精油的神奇作用

心靈能量

　　具有明顯的平靜與紓緩功能，尤其對失眠有相當好的舒放與精神撫慰，而且不像一般的安眠類精油，薰衣草在工作與白天使用，非但不會造成精神過於鬆弛，還有助於鎮定、平衡工作情緒，安撫躁進不安的心情，進而提升效率。另外其對情緒緊張所引起之高血壓、心律過快，都具有很好的放鬆平滑肌作用。

身體護理

　　薰衣草具有抗菌、抑菌、促進細胞再生、癒疤、止痛、消炎的效果，自古即用於保健與疾病預防，而且薰衣草是少數可以直接以純精油使用的精油。薰衣草的癒疤功效，源自其活化細胞的特性。另外，能平衡皮膚油脂分泌，改善油性肌膚與油性髮質。對於皮膚的傷疤、濕疹、黴菌、膿腫、頭皮過油引起之頭皮屑與髮質的保護，都建議以薰衣草作為必備選擇。

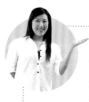

市售的薰衣草又分醒目薰衣草、真薰衣草、大薰衣草、高地薰衣草……這些有何差別？

　　薰衣草是香草植物中經濟價值高，市場需求最大的，自然有許多生產上的差別與細節。我們直接從原文來看，首先，典型的薰衣草或是芳療所稱的薰衣草有兩種：Lavender 與 Lavendin，前者就是狹葉薰衣草，後者是大葉薰衣草。大葉薰衣草因其產油量高，又容易栽培，所以生產成本低許多，也是全球重要的薰衣草香料來源，但是其氣味帶有較重的樟腦味，是它與狹葉薰衣草最明顯的差別。

　　而我們所使用的薰衣草，拉丁學名為 L.officinalis，品種名稱為 L.angustifolia，音譯為「安古」薰衣草，就是狹葉薰衣草的品種，若以 officinalis 來翻譯，又可稱為「真正薰衣草」，其實都是指同一種植物。而 highland「高地」是特指其種植的品種與產地差異，也是早期產在英國高地而聞名的一款耐寒的薰衣草，取其原發產地名而稱之「高地薰衣草」。

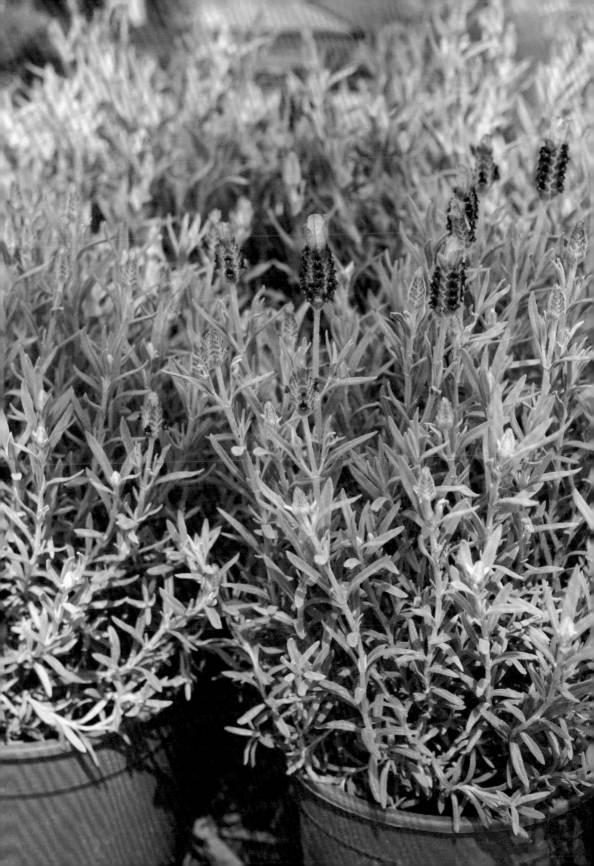

薰衣草・實用小妙方

初階配方

- 滴於棉花球，放入枕頭中可幫助睡眠。
- 滴於毛巾上，敷於額頭可舒減頭痛與緊張壓力。
- 盆浴，有助精神鬆弛、護膚去疤。
- 泡澡或泡腳時可滴 4 ～ 5 滴，有助情緒放鬆、護膚去疤。也適用於減輕生產後會陰的疼痛，尤其在產後 3 ～ 5 天效果最明顯。
- 與無香精洗髮精或沐浴乳調和，作為身體清潔與基礎保健。

進階配方

- 在平日使用的化妝品如純露、面霜中，每 10g 滴入約 1 ～ 2 滴的比率，可利用其抗菌力延長化妝品保存。
- 薰衣草與馬鬱蘭依 4：1 比例搭配，可加強鎮靜安神效果，對重度失眠者有相當好的協助。
- 將薰衣草、迷迭香、快樂鼠尾草依 5：3：2 比例搭配，並以每次長髮 10 滴、短髮 5 滴的配量與無香精洗髮精調合，能保持髮質的健康。
- 失眠者可以薰衣草為基礎，搭配其他安眠類的精油，建議以負離子擴香器徐徐吹送在空氣中，於夜間使用。
- 運用擴香可降低高血壓、紓緩頭痛與相關神經緊張引起之疼痛，減輕焦慮。
- 純天然蒸餾的薰衣草精油，可以用來做調入食物料理或醃製。
- 將薰衣草 5 滴＋茶樹 5 滴，先滴在手上，再用手撫摸按摩家裡的寵物，可預防蝨子、蟲卵上身以及濕疹等皮膚病。

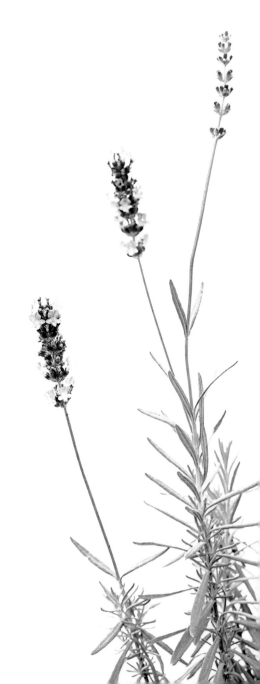

入門精油
2

茶樹 Tea Tree

原　　文　Ti tree
拉丁學名　*Melaleuca alternifoli*
科　　別　桃金娘科
推薦產地　澳洲
萃取部位　葉
萃取方式　蒸餾
香味特徵　明顯的消毒殺菌氣味，但不會刺鼻，而像是自然的淨化氣味。
功　　效　很好的殺菌功能，可用於治療刀、挫傷、蚊蟲咬傷與各種皮膚黴菌感染。也可用於青春痘等皮膚毛囊發炎的問題皮膚。
最佳搭檔　薰衣草、馬鬱蘭、薄荷、金頂牛至草。

◎ 雖可直接塗抹於皮膚，但大範圍的塗抹還是需要稀釋，並建議純精油在直接用於患部之前，先做個手臂內側的敏感測試。如用於臉部，注意不要太靠近眼睛黏膜，以免引起眼部不適。

　　茶樹的英文古字為「Ti Tree」，後因音近與混淆，也有「Tea Tree」的俗稱。茶樹是一種生長在澳洲的樹種，生命力非常強。1770 年英國庫克船長在一次登陸澳洲探險時，於當地採集到茶樹的樹葉，並帶回英國研究，這是人類正式以科學的方式與態度來研究茶樹精油的開始。此後二百多年，世界各國不斷有相關的學術論文及臨床運用發表。在科學家深入研究後，發現茶樹精油是一種天然的抑菌劑，而且本身無毒、不刺激，對許多皮膚症狀改善效果顯著，數十年來備受英、美、澳醫學界所推崇。

　　1970 年以後，隨著人類追求自然與環保的趨勢，茶樹精油天然殺菌的功效和無副作用的價值，更為人們所重視，成為人類對抗細菌的利器。在澳洲，茶樹精油廣泛運用於因細菌及黴菌感染的皮膚疾病，舉凡燒傷、燙傷、曬傷、面皰、螫傷、牙痛、發炎、刀傷或足部酸痛等都深具療效。因為其優異的療效，目前全世界各地皆有栽種，不過還是以澳洲的品種最為市場所接受，品質也最精純。

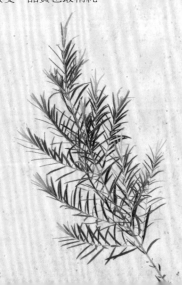

茶樹精油的神奇作用

心靈能量

氣味芳香，天然獨特香味，清新宜人，能提振精神。

肌膚保養

1.降低有害物質滋生
純正高級的茶樹精油，能減少、降低多種有害物質滋長，是潔淨、保護皮膚的天然成分。
2.抒解不適感受
能抒解輕微皮膚不適症狀。
3.滲透力強
能將天然紓緩的效果，帶到皮膚深層。
4.無刺激性
對大多數皮膚沒有刺激性，不會傷害皮膚。

居家幫手

是天然清潔劑，能溶解汗垢，是清潔用品的理想成分。

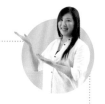

優秀的調和精油

單一的茶樹精油用途無限，如果手邊還有其他精油，更可以運用其發揮協同性。所謂協同性，是指當多種精油調和使用時，可以：

1. 改善氣味：
使用精油會有「愛者恆愛、惡者恆惡」的兩極反應。單一精油的氣味明顯，有的人可能很喜歡，但是有的人就受不了。如果調成複方，可讓氣味更顯均衡婉轉。

2. 提升功效：
搭配多種精油，使不同精油間發揮微妙協同，發揮更多效果，如：洋甘菊精油與薰衣草精油調和後，可以加強洋甘菊的消炎功效。

3. 增強擴香持久性：
調和後的氣味更加深刻，用於擴香有更持久的空間抑菌性！

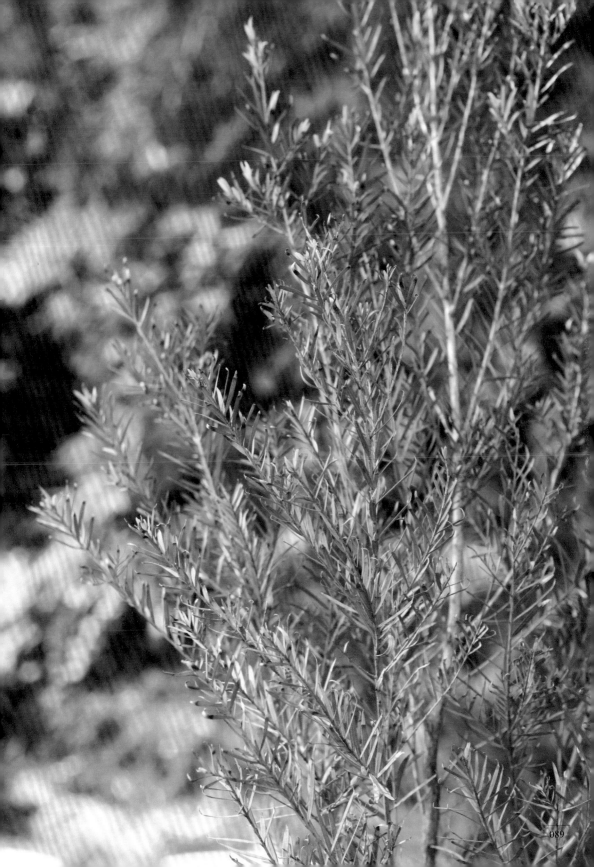

茶樹‧實用小妙方

平時要遠離病菌病毒的侵害，就要多運用茶樹精油，為生活築起一道自然防護牆。

空氣清淨，除臭防蟲

1. 擴香：使用負離子擴香器是最有效而直接的方式，藉由擴香器將茶樹精油打成極細微的小分子，自由擴散至空氣中，算是最無負擔，吸收容易，均勻分布的用法。除了單獨加入茶樹精油，也可以配入薰衣草、葡萄柚、絲柏、薄荷…等精油，強化效果同時也提振心靈感受。
2. 香氛袋：使用檜木屑製成的香氛袋，滴入茶樹精油，置於衣物櫃、枕邊，或是吊在出風口或通風處，自然淨化空氣品質。
3. 中溫薰香：使用中溫的薰香器，或是直接在一盆溫熱水中滴入精油。

身體保健

1. 長痘痘或粉刺時，可以將純茶樹精油滴在附近無受傷部位，觀察是否產生不適或敏感，如無不適便可將茶樹精油直接滴在痘痘發炎紅腫部位，做強力消炎、消痘。
2. 將茶樹精油5～8滴，滴於浴缸中泡浴至少五分鐘，可作為身體的一般殺菌。
3. 手接觸過大眾場所物品，可以用 3 滴茶樹精油加上洗手乳清潔消毒殺菌。
4. 喉嚨不適時，滴入 2 滴茶樹精油於 200cc 水中漱口，盡量讓漱口水深入喉部再吐出。

消毒清潔

1. 將兩滴茶樹精油滴入棉花中，塞入鞋櫃或鞋子裡，作為殺菌與除臭。
2. 茶樹精油與絲柏（或松針）精油各兩滴，在洗衣的清水最後一道程序中加入，作為衣物清潔抗菌。

天竺葵 Geranium

原　　文	Geranium
拉丁學名	*Pelargonium odorantissimum*
科　　別	Geraniaceae 彪牛兒科
推薦產地	法國
萃取部位	葉
萃取方式	蒸餾
香味特徵	前味帶有濃郁的甜香茅草香，後味為溫暖的花香，具有厚實的氣味變化，很難想像這只是從葉片中萃取的婉轉氣味。
功　　效	促進血液循環、皮下熱身的作用；緩解經前症候群；低濃度使用有解痙、抗痙攣、降血壓的作用。
最佳搭檔	薰衣草、玫瑰、檀香、玫瑰草、花梨木、葡萄柚。

🚫 對皮膚具有些刺激性，按摩建議低濃度使用，懷孕期應避免。

天竺葵雖有「天竺」之稱，不過它跟印度一點關係也沒有，而是原產於非洲。在南歐經常見籬笆外種約 30 釐米高，鋸齒狀葉子，開紅花的天竺葵。能提煉精油的天竺葵只種在地中海沿岸的南歐以及北非，尤其是西印度洋的留尼旺島，是公認品質最好的產地。另一具有特色的產地是法國品種，能栽種出帶有更強烈玫瑰香氣的天竺葵，又稱玫瑰天竺葵，也是最值得推薦的品種。

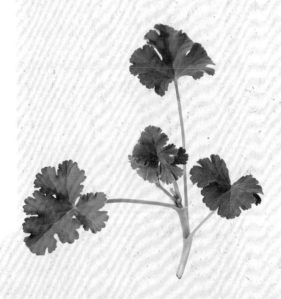

天竺葵精油的神奇作用

心靈能量

能撫平焦慮、沮喪，提振情緒，恢復心理平衡。由於它也能平衡腎上腺皮質，因此能抒解壓力。

身體護理

1. 天竺葵的氣味有股溫軟的特性，具有加速血液循環的功效，所以對於血液循環不佳的人，是很好的暖血活血精油。
2. 可淨化黏膜組織，特別是消化系統的黏膜，對胃炎和結腸炎有所幫助。
3. 利尿，可幫助肝、腎排毒，改善水分滯留症狀及腫脹，也能刺激淋巴系統循環。
4. 對喉部及唇部的病毒感染有相當療效，能安撫神經痛。
5. 在生殖系統方面，它有調節荷爾蒙的功能，有助調整經前症候群與更年期症候群，改善經前乳房的充血、發炎和脹痛。

肌膚保養

皮膚療效上，能平衡皮脂分泌，對鬆垮、毛孔阻塞及油性皮膚具有很好的收斂緊實的作用，堪稱一種全面性的護膚精油。由於它能促進血液循環，會讓蒼白的皮膚較紅潤有活力。

天竺葵・實用小妙方

初階配方

・泡澡時在盆浴中可滴 4 ～ 5 滴，能放鬆情緒，暖身活血。

進階配方

・在基底油或乳霜中，以每 50g 滴入約 1 ～ 2 滴的比例，可以促進皮膚角質新生，讓皮膚紅潤、美白，也有換膚的效果，尤其適合油性及混和性肌膚。
・搭配於無香精洗髮乳中，改善抗脂漏性頭皮、頭皮屑，頭皮出油的問題。

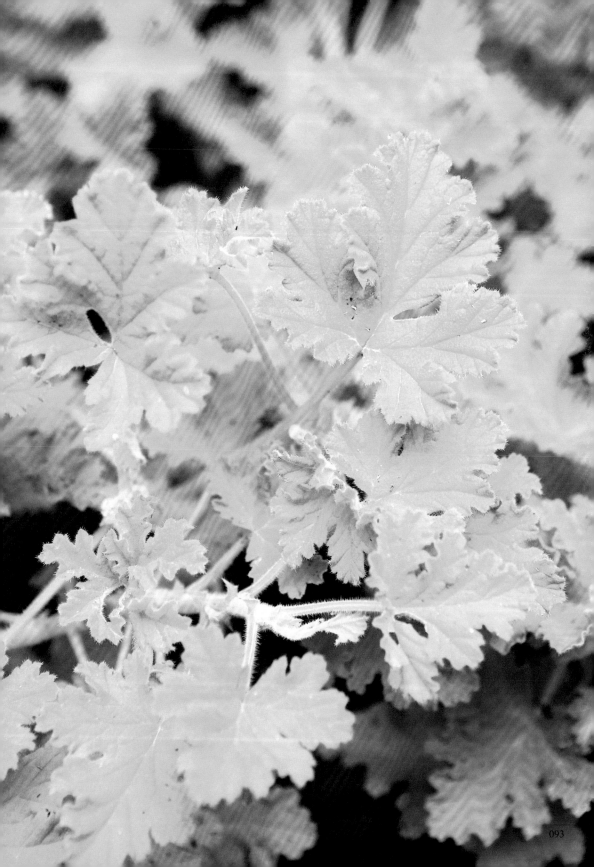

檸檬 Lemon

原　　文	Lemon
拉丁學名	*Citrus Lemo*
科　　別	Rutaceae 芸香科
推薦產地	義大利
萃取部位	果實
萃取方式	冷壓
香味特徵	清香宜人，提神開胃，是生活中最親近也最需要的香氣調理。
功　　效	殺菌、除臭、收斂抗菌；增強免疫系統；美白；治療靜脈曲張及高血壓。
最佳搭檔	迷迭香、尤加利、薰衣草、苦橙葉。

🚫 檸檬雖有美白肌膚的作用，但用於皮膚需留意其光敏性，除了低濃度之外，最好避免在白天使用。

檸檬精油不論在產量及用途都是果類精油裡最多的，精油萃取自果皮，採冷壓法壓榨。檸檬帶有清新又強勁的香氣，是柑橘類裡面解毒與除臭功效最好的一種，也是香水工業常拿來當作定香劑的一種香味來源。

檸檬因為微酸的甘甜，很少有人直接吃，但它與生俱來的酸性，卻是很好的抗菌解毒劑，我們在吃海鮮燒烤類食物時，旁邊常會附上一片檸檬，而灑上檸檬汁的海鮮果真香味四溢，肉質的腥味完全不見了，這是由於檸檬酸可以將動物含氨的腥味轉化。

17、18 世紀的西班牙及葡萄牙等地就已發現檸檬具有解毒、除臭、抗菌效果，不但可用作口腔的氣味芳香劑，還能用來對付瘧疾及傷寒。

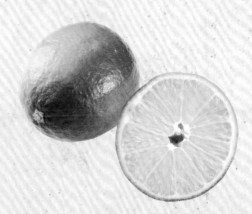

檸檬精油的神奇作用

心靈能量

　　氣味清香可以提振精神，幫助思緒澄清、消除倦怠感。

身體護理

　　健胃、幫助消化功能。

肌膚保養

　　富含維他命 C、B，又具有天然果酸，能改善皮膚上的斑點與細紋，是皮膚美容盛品。

檸檬・實用小妙方

初階配方

・將檸檬精油 2 滴加入 200cc 的清水中漱口，可以消除口中異味，預防口腔黏膜的感染。

・將檸檬精油 2 滴滴入洗臉盆中，將洗好的頭髮浸泡其中約 5 ～ 10 分鐘，起來後直接用毛巾擦乾，不但可以減少頭皮屑的發生，還有護髮柔順髮絲的效果，頭髮也充滿檸檬的清香，一舉數得！

小心精油的光敏性！

有一隊登山隊伍登頂後，高興的把隨身帶的一大包橘子剝開分著吃，等回到山下時發現，每個人臉上都長出類似雀斑的小黑點，濃密不一！原來是剝橘子的時候，橘子皮噴濺出的汁沾到臉上，加上高山上陽光也特別強烈，所以弄得每個人臉上都出現了黑斑。

所謂光敏性，指的是精由裡面的成分會讓皮膚更快激發出黑色素，因此如果使用有光敏性的精油用於臉部，使用後又曬太陽，便容易變黑。

基本上所有果類精油，如：檸檬、甜橙、血橙、佛手柑都會有光敏性，原因很簡單，這就跟水果越曬顏色越深是一樣的道理，都是誘發色素的一種，目的是為了保護果實。

因此皮膚使用有光敏性的精油時，請務必於晚上進行，給予足夠的時間讓臉部吸收，避免停留在表皮即可，只要濃度控制在 2% 以下，並避免過烈的日頭直曬，那麼影響就不大。

3-2

全方位生活呵護！
十款必備精油

了解最基本的4種入門精油以後，接著要來認識以下10種玩家必備精油。它們的安全度都相當值得推薦，而且具有難以取代的功效，也是最佳的搭配精油！這總共14種基本精油，已經足夠應付90％生活基本配方處理。

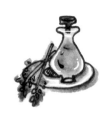

必備精油 1 洋甘菊 R.Chamomile

原　　文	R.Chamomile
拉丁學名	*Anthemic nobilis*
科　　別	Compositae 菊科
推薦產地	義大利、西班牙、中國
萃取部位	花
萃取方式	蒸餾
香味特徵	明顯的甜香與婉轉的花香。
功　　效	紓緩肌肉疼痛、抗發炎；防止痙攣、改善腹部絞痛和消化不良；改善肌膚過敏、紅疹和濕疹；減輕焦慮、失眠。
最佳搭檔	德國洋甘菊、薰衣草、廣藿香。

🚫 懷孕初期為避免植物性荷爾蒙的影響，所以在懷孕 3～4 個月內避免使用。

洋甘菊為多年生植物，原分布在南歐到西歐。花心為黃色、花瓣為白色，高度可以長到 60 釐米。在蒸餾的過程中會產生特殊的藍烴（Azulene）成分，使其精油呈現特殊的藍綠色，此成分也是洋甘菊中最珍貴的抗炎抗敏物質。有很明顯的蘋果甜香味，深受大眾喜愛。

若不是洋甘菊的價格不斐，它其實應該列入入門精油之一才對。不過雖然價格高，但是它的「轉化力」相當驚人，如：配方是洋甘菊 2 滴＋薰衣草 5 滴，洋甘菊幾乎可以把薰衣草完全轉化成它的花香味，所以在操作上，洋甘菊精油少少的用量，就能有非常優異的效果與氣味。

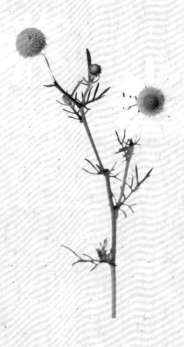

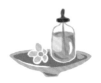

洋甘菊精油的神奇作用

心靈能量

　　洋甘菊有安撫作用，能改善失眠、緊張以及憂鬱。洋甘菊的甜美香氣，能為精神帶來安全感，加上精油成分也頗具安全性，非常適合用於呵護嬰兒，或是作為精神受創者的安撫配方。

身體護理

　　在神經系統方面，治療疼痛（如：偏頭痛、耳痛、牙痛）或是歇斯底里症狀效果不錯。也能改善胃脹氣、消化、胃潰瘍、腹痛、腹瀉症狀。此外，還能改善關節炎、肌腱扭傷，是良好的筋骨與肌肉按摩精油，適合用於運動後照料。

　　洋甘菊也適用於婦女病，如：陰道炎、陰部搔癢、經血過少、經期疼痛、月經不規則等症狀。

肌膚保養

　　對於治療面疱、疤疹、濕疹、癬相關皮膚病有不錯的療效，推薦敏感皮膚使用。也適用於眼部保養，如：改善眼部細紋。

洋甘菊・實用小妙方

初階配方

單獨稀釋羅馬洋甘菊可以按摩於腰椎，治療腰酸背痛。

進階配方

搭配薰衣草、廣藿香、薄荷，調配基底油，可用於皮膚的抗敏、
抗炎。

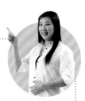

藍色精油家族

洋甘菊的花是白色，提煉出來的精油卻呈現
藍綠色。藍色是成分中天藍烴的含量，而天
藍烴只有在提煉時才會「產生」，所以這就
是為什麼能從白色的花朵中提煉出藍色或綠
色的精油的道理。在精油界中著名的藍色家
族還有：藍絲柏（澳洲特產）、西洋蓍草（天
藍烴含量在 15 ～ 20%）、藍色鼠尾草。

薄荷 Peppermint

原　　文	Peppermint
拉丁學名	*Mentha arvensis*
科　　別	Labiatae 唇形科
推薦產地	美國
萃取部位	葉、莖
萃取方式	蒸餾
香味特徵	清涼有勁，帶有獨特草香。深呼吸能給人提神振奮感。
功　　效	促進腸胃蠕動，消除胃腸脹氣；讓身體局部降溫，可用於退燒、止癢；肌肉痠痛解熱。
最佳搭檔	檸檬、洋甘菊、薰衣草、茶樹、百里香。

🚫

· 幼童必須採行低劑量使用，除了用於退燒，避免全身性使用。

· 不可於哺乳期使用。

· 不可泡澡

· 不可在未經指導下用於眼、臉部。

薄荷原產於歐洲，有二十多個不同品種。其中能夠萃取精油、具有醫療用途的是藥草薄荷（或稱胡椒薄荷 peppermint）。

薄荷為多年生草本植物，可長到 90 釐米高，細長方形的莖上有葉子對生，葉子與莖都有細毛覆蓋於上，這兩處也是油脂含量最高的地方。夏天會開白花或紫花，花落後結種子，種子也是繁殖薄荷的方法。

希臘人用薄荷來解毒，甚至在酒宴後送上歐薄荷來解酒。在醫療上，希臘時代的醫藥書籍已有記載它的利尿功效以及提振心情的作用。羅馬的藥書則記錄有消除脹氣和幫助消化的用法，羅馬人甚至覺得它具有催情作用。

英國直到 17 世紀才開始研究它的功效，從那時起可以看到許多的英國藥典都有記載它對腸胃及神經系統的功能，所以，英國下午茶中最有名的一種就是薄荷茶。

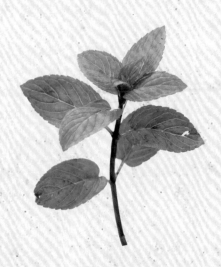

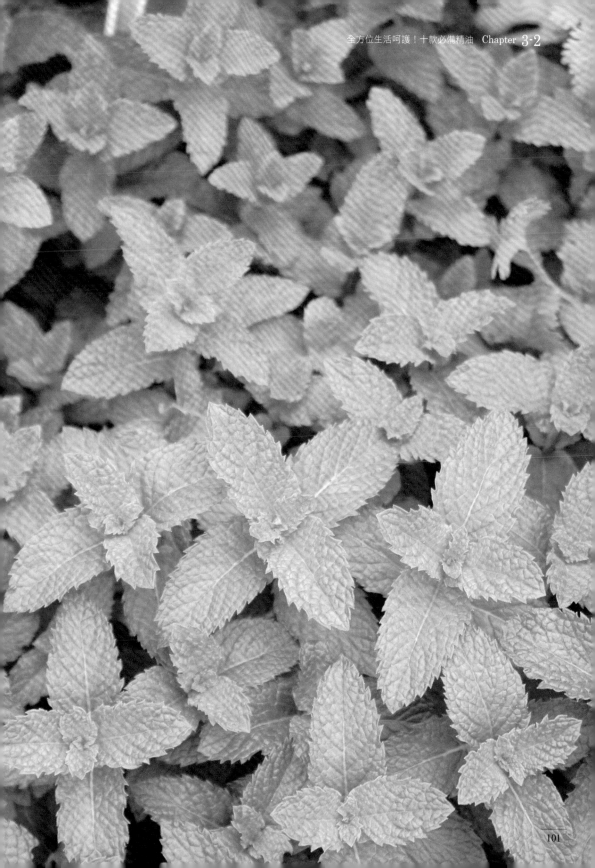

薄荷精油的神奇作用

心靈能量

適用於神經系統，具有調節與激勵作用。清涼的屬性可安撫憤怒、歇斯底里與恐懼，能很好的安撫疲憊心靈和沮喪情緒。

身體護理

能順暢呼吸道，改善鼻子阻塞、流鼻水或呼吸困難等流行性感冒症狀。也有助改善乾咳、鼻塞、鼻竇充血、氣喘、支氣管炎。能抑制發燒和黏膜發炎，促進排汗。推薦用於呼吸系統的長期撫慰及紓緩急性疼痛症狀。

對消化系統功能卓著，能改善消化不良、腸胃蠕動不佳，或是暈車、暈船…等引起的腸胃不適。

此外其清涼、鎮痛的功效還可減輕頭痛、偏頭痛和牙痛。

肌膚保養

可改善濕疹、癬、疥瘡等皮膚問題，具有收斂微血管，止癢作用，也可用來處理發炎和灼傷。保養方面，能夠柔軟皮膚角質，清除黑頭粉刺，對於油性的膚質極具效果。

「熱時清涼，冷時暖身」的薄荷

「清清涼涼、戰勝豔陽」，薄荷總給人沁涼、暢快的感覺，它的氣味具有涼中帶辛的穿透力，給人很直接的清涼感受，具有提神醒腦，集中注意力效果。

薄荷雖有清涼效果，但在藥草類的屬性分類中卻是屬辛香類，而不屬寒涼類。薄荷的特性是：「熱時清涼，冷時暖身」，它能刺激身體循環系統、內分泌系統的反射，同時抑制發燒，促進排汗，因此在發燒中暑時，可以提供身體最好的散熱協助。但注意有發冷畏寒時不可使用。

薄荷・實用小妙方

初階配方

- 洗頭時將薄荷精油 2 滴加入手中的洗髮精混合洗髮，不但能帶來清涼感，薄荷的藥性能改善油性頭皮掉屑情形，並且清除頭皮毛孔堆積的毒素，也有緩解頭痛之效。
- 夏天可將薄荷精油滴入濕毛巾中，敷在頸部或擦臉，緩解熱中暑，提神醒腦，很適合考生與上班族應用。

進階配方

- 感冒時將薄荷精油 3 滴＋薰衣草精油 1 滴，加入盛滿熱水的臉盆中，將臉靠近吸入有精油的熱蒸汽，可治療鼻塞、喉嚨痛、頭痛等症狀。
- 與丁香、茴香、茶樹等抗菌類精油調和成複方漱口水，效果一流！

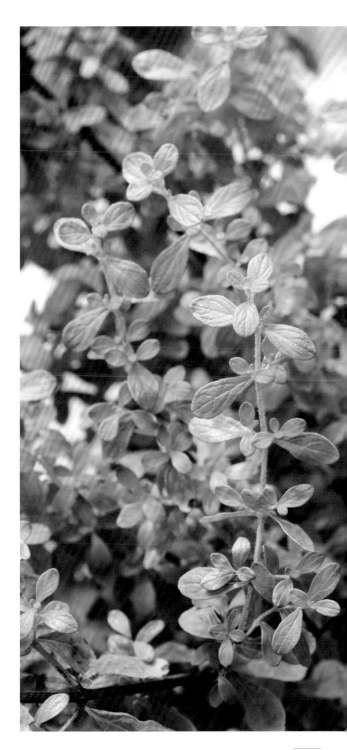

迷迭香 Rosemary

原　　文	Rosemary
拉丁學名	*Rosmarinus officinals*
科　　別	Labiatae 唇型科
推薦產地	西班牙、法國
萃取部位	枝葉、花苞
萃取方式	蒸餾
香味特徵	清新的香草氣息，類似薄荷但沒有清涼味。
功　　效	改善感冒、氣喘；調理貧血；止痛；改善浮腫。
最佳搭檔	甜橙、佛手柑、葡萄柚、薰衣草。

⃠懷孕初期及末期、三歲以下的幼兒、癲癇患者、高血壓患者避免使用。

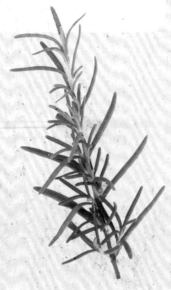

迷迭香原文意思是「海之朝露」，原產於亞洲，現為地中海邊的重要景觀植物。這種90釐米高的多年生草木植物，非常喜歡生長在水分充足的地方。夏天會開紫藍色或白色的小花。葉片狹長細小，一面呈深綠色，一面是灰藍色，是唇形科植物中除了薰衣草之外，最受歡迎的氣味，最常用的精油。薰衣草是紓緩類的代表性精油，而迷迭香則是提振類的代表性精油，兩者調和性相容性也很高。

迷迭香是最早被使用的藥草植物之一，在醫療、烹調、祭祖等方面都有很重要的地位。希臘人焚燒迷迭香以敬神，羅馬人也將它用在宗教儀式上。古埃及人的墓地以及木乃伊的棺木中都會使用它。

黑暗時代的歐洲也用迷迭香來驅病毒，當作潔淨病房以及瘟疫流行過後的殺菌劑。最早使用迷迭香的是英國人，他們發現大魚大肉之後很適合飲用迷迭香茶。在各種文字的歐洲藥草誌上，都可以看到關於迷迭香應用的記載。法國人詳述巴黎病房使用迷迭香的情形，英國人說明要如何在病人身上塗抹迷迭香，希臘人也認為它可以治肝病、預防胃潰瘍，所以建議在烹調食物時添加迷迭香，可以保肝健胃。黑死病在歐洲肆虐時，人們在路口及大眾場所堆放迷迭香乾草並焚燒，用以殺菌消毒，直到文藝復興前期，歐洲人大概將迷迭香的功用研究得差不多了，而開始以蒸餾法萃取迷迭香精油。

在現代保養品工業中，迷迭香常被用來製作洗髮精、香皂、潤膚乳液。迷迭香精油可分為含有馬鞭草酮與無馬鞭草酮成分的精油，含有這種成分的迷迭香精油比較刺鼻，味道更厚重，但它對呼吸道黏膜的治療也更有效。

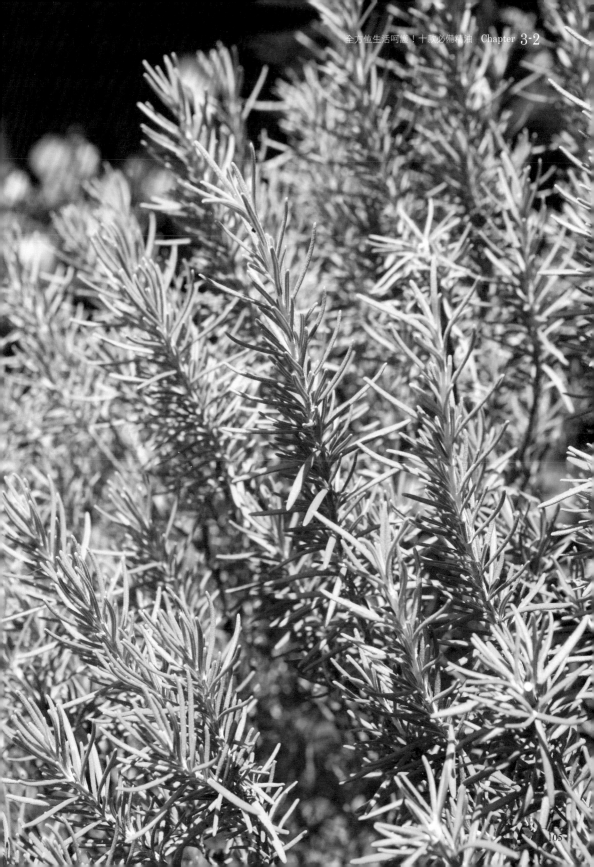

迷迭香精油的神奇作用

心靈能量

　　能改善滯悶和嗜睡，帶來活力，在軟弱和疲憊時可以強化心靈。推薦用於戒除不良惡習，如：沉溺於網路遊戲。對於不積極振作的青少年，也可以用迷迭香激勵其正面動力，鼓勵上進。

身體護理

1. 可改善感冒、氣喘、慢性支氣管炎與流行性感冒。
2. 可刺激感官，治療言語、聽覺及視覺障礙。協助長期病患及慢性病患的復健。
3. 改善暈眩，是極好的神經刺激品。幫助麻痺的四肢恢復，活化腦細胞，使頭腦清楚，增加記憶力。
4. 幫助低血壓恢復正常，調理貧血的效果也很好。
5. 在消化方面，可改善結腸炎、消化不良、脹氣和胃痛。
6. 其利尿屬性有助於排除女性經期的水分滯留症狀，也能紓緩經痛及改善流量過少的問題。對橘皮組織、肥胖症也有效。
7. 良好的止痛劑，可紓緩痛風、風濕痛、運動後肌肉酸痛及運動復健。

肌膚保養

1. 強效收斂劑，能緊實鬆垮的皮膚。
2. 減輕充血、浮腫以及皮膚微血管浮現的現象。
3. 改善頭皮屑並刺激毛髮生長。抑制皮膚發癢，可視為皮膚輕微發癢的天然抗菌劑。

迷迭香・實用小妙方

初階配方

· 在熱水中滴入 4 滴迷迭香精油，用吸入法可以緩解感冒時鼻子的不適。
· 關節發炎時，可以用 4 滴迷迭香精油滴在冷水中做成冷敷劑。

進階配方

· 在 20cc 的基礎按摩油中添加 8 滴迷迭香精油，能為運動前的暖身做準備。

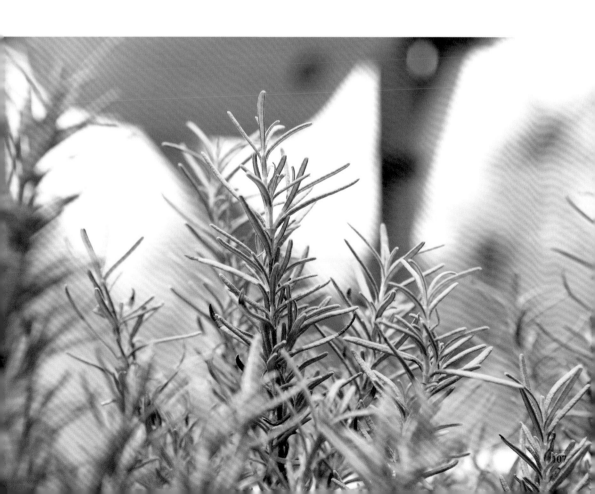

絲柏 Cypress

原　　文	Cypress	
拉丁學名	*Cupressus sempervirens*	
科　　別	Cupressaceae 柏科	
推薦產地	西班牙	
萃取部位	枝葉及毬果	
萃取方式	蒸餾	
香味特徵	清爽的針葉林氣味，但是帶有柏樹特有的氣息。	
功　　效	緩和咳嗽、氣喘、支氣管炎和喉嚨痛；對肌膚具有收斂效果；有斂汗作用，可用於更年期的盜汗及手腳多汗症；可驅蟲。	
最佳搭檔	尤加利、松針、薰衣草、薑、黑胡椒、薄荷。	

絲柏是一種很實用的樹，而且有非常高的經濟價值。它高大堅實，呈圓錐形，可以當建材、棺木，在西方的墓園中常栽種絲柏，因為它被認為是長青的代表。它陽剛的氣味以及極佳的收斂性，可以拿來作男性古龍水或刮鬍水。古埃及人的醫療經典中，幾乎都會談到它的止血效果，尤其特別提到它對痔瘡出血、膀胱炎的療效。

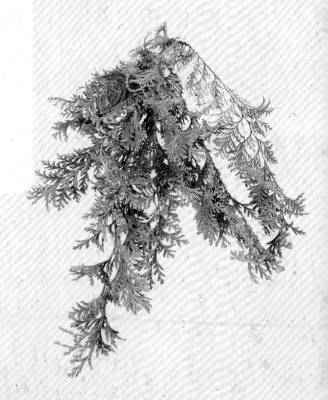

絲柏精油的神奇作用

心靈能量

紓緩憤怒，消除鬱悶。

身體護理

具有收斂、潔淨以及抗菌特質，對於結疤、除腋臭、利尿、殺蟲、止血以及治療痔瘡、靜脈曲張的效果絕佳，很適合作為四肢水腫按摩。也可以消除濕氣，改善風濕、發汗症狀。也因為它的收斂性與排水性，淋巴排毒療程與減肥塑身相關的按摩配方都少不了它！

肌膚保養

能控制水分流失，適合成熟型肌膚。其收斂性亦可改善多汗、毛孔粗大、皮膚粗糙、油性膚質等問題。當臉部缺乏彈性、產生紅血絲現象，也可以拿來接摩臉部。

絲柏‧實用小妙方

初階配方

・用絲柏精油 4 滴做熱敷，能紓緩腿部痙攣。
・用絲柏精油 4 滴冷敷，能減緩筋骨扭傷發炎造成的疼痛。
・在咳嗽或氣管發炎時，可以運用擴香，或是睡覺時滴在枕頭上，有助暢通氣管。
・抗菌空氣清香劑：在 100cc 的水中添加絲柏精油 2 滴，為居家清潔好幫手。

進階配方

・葡萄柚、絲柏和杜松精油混和基底油，是很好用的抗橘皮組織按摩油。

尤加利 Eucalyptus

原　　文	Eucalyptus
拉丁學名	*Eucalyptus globulus*
科　　別	Myrtaceae 桃金娘科
推薦產地	澳洲
萃取部位	葉
萃取方式	蒸餾
香味特徵	由枝條樹葉所提煉而來，帶有清新宜人的樹葉氣味，屬性類似於茶樹等消毒抗菌類的系統，但是略有不同。
最佳搭檔	檸檬、薰衣草、馬鬱蘭、佛手柑、茶樹。

⊘懷孕期婦女、幼兒、癲癇患者避免使用。

澳洲有很多全世界獨一無二的特產，像是受歡迎的無尾熊，而牠們最喜歡的食物就是尤加利樹葉，三百多種的尤加利樹均原生於澳洲，因此尤加利精油也以澳洲生產為主。雖然目前中非、北美洲等地也有移植成功，但仍以澳洲生產的藍膠尤加利精油最為芳療界廣泛使用。

澳洲原住居民很早就會用尤加利葉來治療傷口，也知道焚燒尤加利樹來驅蟲、清潔四周環境。19世紀尤加利引進歐洲之後，成功研發出尤加利的抗菌劑以及工業生產的殺菌劑。

尤加利名字源自希臘文，意思是「完整跟覆蓋」，因為它的花蕊是被緊緊包住的。它是由德國探險家在澳洲所發現，並傳到世界各地，也是該名探險家在19世紀時研發出它的醫療價值。19世紀起尤加利的商業價值愈來愈高，因為它的殺菌功能為許多醫生認可，漸漸地，許多商品中均有加入含尤加利成分的發汗劑、興奮劑以及收斂劑。

尤加利精油的神奇作用

心靈能量

具冷靜的效果，能使頭腦清楚，集中注意力。

身體護理

1. 它是最具抗菌力的精油，雖然不能殺死流行病毒，但對流行性感冒的症狀，如：發燒、氣管炎、痰、發疹都有不錯的療效。對於提升空氣品質、預防呼吸系統疾病也非常優異。
2. 在泌尿系統方面，對於改善尿道炎、腎臟炎等發炎症狀具有良好作用。
3. 尤加利還可用於按摩關節炎，對肌肉酸痛有止痛、活絡的效果。

尤加利・實用小妙方

初階配方

・在手帕上滴 2 滴尤加利精油，再深深吸氣，能緩解鼻黏膜炎引起的不適。

進階配方

・在 20cc 的基礎按摩油中添加尤加利 4 滴、甜馬鬱蘭 4 滴，來按摩胸部和輕壓鼻翼，能紓緩感冒造成的充血和流鼻水。
・在 20cc 的基礎按摩油中添加尤加利 8 滴，按摩肌肉能紓緩僵硬與疼痛。

乳香 Frankincense

原　文	Frankincense
拉丁學名	*Boswellia carteri*
科　別	Burseraceae 橄欖科
推薦產地	阿拉伯中東一帶
萃取部位	樹脂
萃取方式	溶劑／蒸餾
香味特徵	沉靜香甜中帶有醇厚的木質香氣，安詳穩重，最能提供冥想的空間感。
功　效	緩解支氣管炎、咳嗽有痰、呼吸道感染的症狀；抗腫瘤、提升免疫系統。
最佳搭檔	檀香、欖香脂。

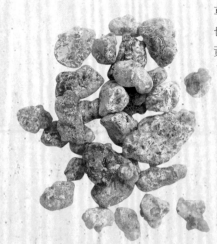

乳香來自沙漠中的乳香樹，取自樹皮部份所流露出的乳汁中的精油，有淡淡的木質味與甜味，予人豐富平和的感受。顏色為淡黃色，另一種提煉較為粗糙的為深黃色或黃褐色。原產於兩河流域以及北非的沙漠邊緣，高約 3～7 公尺，當樹皮受到損傷時會流出樹脂，樹脂乾燥後掉落地上，古代人蒐集地上的樹脂使用。

在古代，乳香的價值就跟黃金一樣。當耶穌誕生時，人們所奉上的獻禮就是：乳香、沒藥、黃金。埃及神殿中也將焚燒乳香視為敬神的行為。地中海沿岸的民族都以高價向被腓尼基人購買乳香，在詩人的描述中，認為「天堂的滋味就是乳香堆積出來的」。

其實乳香精油具有品質等級上的差異，好壞之間光是氣味，外觀，色澤就有很大的不同，如果懂得區分與運用，一定會馬上愛上它！乳香精油可說是一種全面芳療的應用精油，依《本草綱目》記載，乳香入肺經，可以調氣、固肺，也可平息暴躁怒氣及言語衝突。因為其散發出黃色的光芒，也有招財的意義。

乳香精油的神奇作用

心靈能量

能緩和呼吸急促，平穩心情，安撫焦慮。

身體護理

乳香能清肺利呼吸，改善呼吸系統感染，如：紓緩咳嗽、慢性支氣管炎、喉炎等。它對尿道炎、膀胱炎、腎臟炎也都有不錯的效果。

在子宮方面，對經血過量有不錯的治療效果，也有調養子宮的作用。

肌膚保養

乳香精油最大的功能在於對皮膚的作用，它可以除皺、抗老化，改善油質皮膚，非常適合熟齡肌膚。收斂的特性能平衡油性膚質，改善傷口、暗瘡、青春痘及發炎。

乳香‧實用小妙方

進階配方

- 與基底油稀釋後按摩皮膚，可撫平細紋，適合 35 歲以上熟齡婦女使用。尤其適合與茉莉、橙花、薰衣草搭配，調合成臉部或身體按摩油，具有保濕及活化細胞的作用。
- 乳香和沒藥是很好的按摩搭檔，相當適合用於氣鬱血瘀及腫瘤患者的按摩，兩者比例 1：1，搭配基底油或乳霜都可。（注：沒藥精油，可直接用於皮膚傷口及皮膚黴菌感染。）
- 乳香與檀香調和，適合用於靜坐及冥想，但兩者用於擴香器時，因為都屬於重分子，須將擴香器的馬力開到最大。也可以搭配松針、冷杉、絲柏等屬於較輕分子，味道上又有輔助效果的精油一起使用。乳香的味道很徐、很緩，在擴香的時候不是濃郁、激烈的，擴散的速度很慢，但是卻很持久、耐人尋味！

葡萄柚 Grapefruit

原　　文	Grapefruit
拉丁學名	*Citrus paradisi*
科　　別	Rutaceae 芸香科
推薦產地	葡萄牙、義大利
萃取部位	果皮
萃取方式	冷壓法
香味特徵	酸酸甜甜的水果味，但不似甜橙那麼強烈的甜味，多了些和諧與寧靜的氣息。
最佳搭檔	絲柏、松針、杜松莓、天竺葵。

葡萄柚品種分為白葡萄柚與粉紅葡萄柚兩種，都可以拿來提煉精油。以色列、佛羅里達州、巴西、加州所栽植的品種提煉出的精油較佳。葡萄柚精油含有豐富的維生素A、D、C，常用來緩和感冒症狀，對孕婦及幼兒安全度極高。

早期歐洲人將葡萄柚拿來裝飾、佈置庭園，後來被沙達克船長帶到加勒比海周圍各島嶼之後，才開始慢慢商業化種植，是化妝品、香水的主要原料之一，也是人類重要的水果。

據研究，由於葡萄柚香氣予人活力的感受，因此用在身上也會令人感到彷彿年輕好幾歲。

葡萄柚精油的神奇作用

心靈能量

　　甜美的氣味能帶來正面、開懷、提振精神的效果，尤其對於季節性的情緒失調，如：冬季憂鬱、昏睡，有很好的幫助。

身體護理

- 葡萄柚精油的氣味具有促進食慾，消除脹氣、平肝利膽的功效。
- 葡萄柚的易代謝與利水的特性，在泌尿系統方面能治療水腫、蜂窩組織炎、推動淋巴以及排毒利尿，因此減肥效果絕佳。

肌膚保養

　　在果類精油中，葡萄柚最常被搭配於皮膚美顏保養，因為精油中所含的維他命 C，具有相當的活性，稀釋後用於皮膚的保養，可以享受到它的抗氧化功效。

葡萄柚・實用小妙方

初階配方

- 葡萄柚的分子細小，經過負離子擴香器擴散出來，可以讓空間充滿陽光般的活力，消除居家空間中的鬱悶與霉氣。

進階配方

- 葡萄柚精油與薰衣草、迷迭香精油搭配（配方比例為 2：1：1），不但可以維持肌膚水嫩的弱酸性，還有緊實、縮毛孔、消痘去疤的功效，又是果類精油中最不會有光敏問題的精油。

杜松莓 Juniper berry

原　　文	Juniper berry
拉丁學名	*Juniperus communis*
科　　別	Cupressaceae
推薦產地	印度、歐洲
萃取部位	莓子漿果
萃取方式	蒸餾
香味特徵	明顯的木味，初聞不適應，但是一旦熟悉這個氣味便會深深喜愛。
最佳搭檔	雪松、天竺葵、絲柏、乳香、快樂鼠尾草。

🚫腎臟病、泌尿相關病症者不宜。懷孕期不宜。

杜松有 60 多種，為常綠灌木，樹幹呈紅色，葉子呈針狀，每三片葉子以螺旋形緊密排列，會開小黃花，結的毬果在成熟後會由綠轉為黑色或深藍色，為萃取精油的主要部位。雖然樹幹或枝葉也可以取出精油，但是成分不佳、價值較低，在芳香療法中最好使用杜松莓（或稱杜松子）精油，而非杜松精油。

杜松源自拉丁文 juniores，意思是經常會結果的樹，凱爾特人則稱它為小灌木。杜松除了當作藥材，也經常是製作杜松酒或是醃製食物的調味料。

杜松使用的時間頗早，在埃及和歐洲的早期文獻中，處處可見其蹤影。瑞士境內發現的史前遺跡中即有杜松子，古埃及人用它來當消毒劑，古希臘人更以燃燒杜松來防止流行病傳染，同一期間羅馬人也以它為抗菌劑，在西藏也是以焚燒杜松來防止傳染病蔓延。19 世紀末發生在西歐的天花傳染病，可以在法國的記錄中看到醫院以焚燒杜松子來消毒。

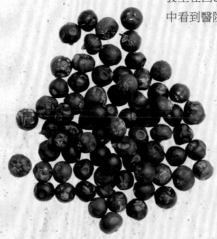

杜松莓精油的神奇作用

心靈能量

　　杜松莓精油具清潔淨化作用，可驅走屋內負面能量，適合在冥想之前使用，能帶來煥然一新的感覺。可以鎮靜神經、幫助減壓、激勵人心。

身體護理

1. 優秀的抗菌性可改善呼吸道感染，也能治療痙攣性咳嗽。
2. 杜松具有排毒與淨化功能，適用於腸道堵塞、便祕、痔瘡。食用過量食物或酒精時，可以運用杜松莓精油幫助排出體內堆積的毒素。
3. 在泌尿生殖系統上功效卓著，是很好的利尿劑。還能消除橘皮組織、水腫以及滯留的體液，適合想減肥的人使用。另外對於膀胱炎、尿道炎、前列腺肥大、外陰感染都有不錯的療效。
4. 可以清除尿酸，所以也常被使用來治療痛風、類風濕性關節炎。還能緩解坐骨神經痛、四肢僵硬或疼痛。

肌膚保養

　　是對付油性皮膚毛孔阻塞的好幫手，用來深層清潔、淨化、治療面皰、青春痘頗有功效。也能對抗橘皮組織，以及改善濕疹、皮膚炎。

杜松莓・實用小妙方

初階配方

・將 4 滴杜松精油加在熱水中，以毛巾做腿部熱敷能抒解痙攣的疼痛。
・將 4 滴杜松精油加在冷水中，抬高患部作冷敷，能改善筋骨扭傷。
・洗澡水中加入 5 滴杜松精油，能放鬆運動後僵硬的肌肉。

快樂鼠尾草 Clary sage

原　　文	Clary sage
拉丁學名	*Salvia sclarea*
科　　別	Labiatae 唇型科
推薦產地	中亞、俄羅斯、中國
萃取部位	草全株
萃取方式	蒸餾
香味特徵	無色透明，明亮而具穿透力的草本味，又帶點堅果香。
最佳搭檔	薰衣草、馬鬱蘭、洋甘菊、依蘭。

🚫快樂鼠尾草與鼠尾草是同屬同科的植物，但鼠尾草 Sage（Salvia officinalis）會開出藍紫色花，屬於觀花植物，因其含酮量較高，具有神經毒性，所以近年來一般芳療禁止使用。購買時一定要認清楚是「Clary sage」，而不是鼠尾草「Sage」。

具有女性荷爾蒙方面的作用，故懷孕期間不宜使用。

鼠尾草 (Salvia officinalis) 是園藝中常見的紫色美麗香草植物，種類非常多，大部分都含有毒成分的側柏酮，但快樂鼠尾草卻得天獨厚，擁有其他鼠尾草的成分，卻沒有這項有毒成分。

「Clay」一字源於拉下文的「Clarus」，是淨化的意思。它經常被作為清除眼內異物的藥草，所以在中世紀時有「耶穌的眼睛」之稱。「Sage」是拉丁文的「Salvere」，有拯救的意思，記載中提到鼠尾草治療的方式與效用，所以有句歐洲格言是：「菜園中有鼠尾草，人怎麼會死呢？」

古埃及人用它來治療不孕，中世紀的歐洲人認為它可以幫助精神放鬆，羅馬人將它帶到歐洲各地，希臘人也對它推崇備至，將它當作恢復記憶與感官能力的神奇藥草。

快樂鼠尾草的神奇作用

心靈能量

　　快樂鼠尾草能帶給人快樂、活潑的感受。不過一般人對於快樂鼠尾草的好惡呈現兩極化的反應，無法接受者可能會感到不適，所以在使用之前務必弄清楚能否接受這種味道。

身體護理

　　具有抗痙攣作用，可以放鬆支氣管，對氣喘、喉嚨痛效果不錯。對消化系統而言，它溫暖的特質，能滋補腎臟和健胃，改善腸胃脹氣、幫助消化。

　　另外，快樂鼠尾草對女性子宮有很好的作用，可改善經期不順、通經、經血過少，也能放鬆子宮、助產。

肌膚保養

　　快樂鼠尾草抗炎、抗菌、抑汗、緊實，任何肌膚均可用，尤其對頭皮出油有抑制效果、對頭髮增生也有幫助。

快樂鼠尾草・實用小妙方

初階配方

・將快樂鼠尾草搭配薰衣草用於擴香，可以消除神經緊張。緊張、驚慌、激動時，都能藉由這種溫暖放鬆的精油得到抒解，擁抱幸福的感受，對生命充滿希望。

進階配方

・將快樂鼠尾草搭配於無香精洗髮精洗髮，可以促進毛髮生長、強健毛囊，有利於生髮。

檀香 Sandawood

原　　文	Sandawood
拉丁學名	*Santalum album*
科　　別	Santalaceae 檀香科
推薦產地	東印度古城邁索爾
萃取部位	樹幹木心
萃取方式	蒸餾
香味特徵	無與倫比、獨特。帶來誠敬心靈、省察自我的啟發。
功　　效	對生殖與泌尿系統有極佳幫助；能改善冷感與性無能，特別是中年工作壓力大的男性；有抗痙攣、安撫情緒的效果；能改善自律神經失調的失眠、心悸。
最佳搭檔	乳香、沒藥、玫瑰。

檀香是一種寄生在其他樹種上的常綠樹，最高可達 15 公尺，有對生的卵形葉片，前端是尖形，花朵沒有花瓣，只有花萼與雄蕊。檀香必須依附周圍的喬木或灌木，吸收其他樹木的養分而成長，長成後被它吸取養分的樹木就會枯萎。

檀香精油為淡黃色，黏稠而濃郁、香甜且越陳越香。主成分為檀香醇與檀香酯，這兩種成分為 GC 圖中辨別等級差別的依據。檀香精油存放得愈久，就會有愈多檀香酯轉化，加上檀香本身就是稀有珍貴的木材，因此保質性極高！

以樹皮的顏色來分，印度檀香又有白檀、黃檀以及紫檀之分，其中白檀才是萃取精油的來源。在東印度 1000 公尺以上的高山，雨量充足的地方長成的檀香木品質最佳。最知名的產地為印度古王朝的所在麥索爾。檀香木樹齡要達 30 年以上才能夠萃取精油，而達到 60 年樹齡所得的精油更是極品！在印度，提煉精油事業目前屬於國營事業，由印度政府控制，至今

只有兩家檀香精油萃取工廠，供應全世界所需。

　　雖然中國北方不產檀香，可是在李時珍的《本草綱目》中，就已經詳細記錄了檀香的用處，像腸胃道疾病的胃痙攣、嘔吐以及發炎的治療，也可用以治膿腫以及霍亂。19 世紀開始，歐洲的醫療界也開始研究檀香，並且對它治療膿腫、發炎的功效讚不絕口，此外，檀香在泌尿系統以及呼吸系統的治療也貢獻卓著。

　　全世界只有印度與澳洲產檀香木，基本上兩者是不屬於同科的植物，澳洲檀香木味道類似但不夠沉靜，木質的甜味不夠，樹齡較年輕，算是較劣等的檀香，價格也較低廉，也有以「澳洲白檀」稱之。

　　號稱西印度檀香的，大多指的是「阿米香樹」，其味道甜膩，精油性狀較黏稠，產油量較多，價格便宜，功效與氣味上跟檀香完全不同。但有些不肖業者將阿米香樹當作西印度檀香，以檀香的價格販賣牟利，須慎選之。

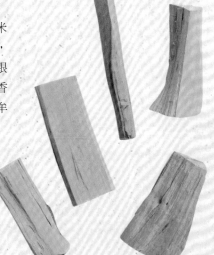

檀香精油的神奇作用

心靈能量

　　放鬆效果佳，可安撫神經緊張及焦慮。從其宗教與人文面向來看，檀香也是「最能代表超我（super ego）及七輪中頂輪的精油，最適合冥想、靜坐、誦經的氛圍。

身體護理

1. 對於改善胸腔感染之支氣管炎、肺部感染的喉嚨痛、乾咳有相當好的效果。當黏膜發炎時，檀香對神經緊張有鎮定作用，能讓患者感覺舒服，幫助入眠。
2. 檀香可刺激免疫系統，預防細菌感染。還可用來治療胃灼熱。
3. 對生殖泌尿系統助益頗大，能改善膀胱炎，按摩兩側腰腎部位，可清血抗炎。
4. 其催情的特性，可改善性方面如性感、性無能的困擾，還能改善經性行為傳染的疾病，對性器官有淨化功能，可促進陰道的分泌。

肌膚保養

　　可改善皮膚發癢、發炎的現象。恢復膚質平衡，改善濕疹、老化、缺水、油性的情形，並且幫助皮膚柔軟，維護真皮層的保水度。混和乳液之後，便是絕佳的頸部乳霜。其抗菌功效能改善面疱和感染的傷口。

檀香・實用小妙方

初階配方

・泡澡時滴 3 ～ 4 滴檀香，有助身心靈完整的放鬆。
・搭配乳香用於擴香，可使人心情沉靜，用於靜坐能獲得靈魂高能量的充電。

進階配方

・將檀香精油搭配於按摩油中，能改善皮膚的乾油不均的狀況，平衡膚質。

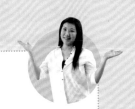

我想成為專業芳療師！

　　如果有志於此，成為初級芳療師的第一步，就是先熟練14種精油，但是唯有熟練至少50種精油的組合運用，才是稱職且能獨當一面的芳療師。以下幾個指標能檢測自己的實力，不妨作為目標邁進！

指標1.

對於同一種症狀，可以舉出多種用途類似的精油。

指標2.

對於某一種精油，可以舉出氣味相近、相容的其他精油。

指標3.

對於每一種精油，中英文與標準產地能流利的說明，並熟知顏色、氣味、比重、黏稠度…等物理與化學性質。

Chapter

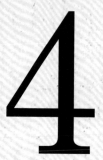

純露——
植物中的精華水

純露是植物的水精華，比起精油更易於人體
直接吸收，經常用於清潔、護膚，帶來不同
的效果，尤其在炎炎夏日更是隨時隨地的好
用必備品。

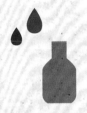

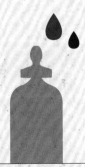

4-1

認識純露是什麼

精油代表了「保存於油脂中」的植物精華，純露則代表「保存於水分中」的植物精華。雖然兩者在氣味上類似，但千萬不可混為一談。

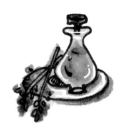

　　純露亦稱花水、植物精華液，是蒸餾精油的過程中，同時得到的水合物，且不添加任何其他物質如：酒精、防腐劑、香料。因此，純露和精油師出同源，是兩種最自然、純淨的精華產物。

流傳於古宮廷貴族的青春不老祕方

　　在 14 世紀，以珍貴植物加上高山礦泉水蒸餾而成的「純露」，只流傳於皇室貴族間。自然的植物香氣受到貴族婦女喜愛，常作為沐浴時滋潤肌膚的淡香水。而純露美好的口感，也流行於私人宴會場合，添加在飲品中，增添下午茶飲的風味。

　　《草本和香水書》更記載了「匈牙利皇后水」如何盛名一時，這個配方是匈牙利皇后伊莉莎白（波蘭皇帝卡西米爾的姐姐）在 1350 年間親手調配，必備配方有大馬士革玫瑰純露跟橙花純露。伊莉莎白皇后除了每天用來保養肌膚，還用 15cc 調礦泉水飲用。據傳，此特製的純露讓伊莉莎白皇后身上泛著淡淡迷人的香氣，讓年僅 25 歲的波蘭皇帝深受吸引，進而求婚（當年伊莉莎白皇后 50 歲），使得伊莉莎白皇后被譽為當代波蘭上流社交圈的名媛。

　　14 世紀義大利奈洛麗（Neroli）公主，更因喜歡用橙花泡澡、將橙花純露作為私人香水而出名，並有「橙花公主」之外號，最後世人便將她的名字「Neroli」作為橙花的名稱。義大利人還發現橙花純露可以治療熱病瘟疫，最後橙花純露甚至成為威尼斯商人的重要交易物資。

　　滿清末年隨著王朝解散，宦官流亡，許多原屬大清宮廷中的祕方也流落民間，其中最為人津津樂道的，就是慈禧太后多年習慣且深深依賴的長春祕方：精選數種花草植物蒸餾萃取出純露水，作為沐浴泡澡，能夠保持肌膚的滋潤彈性，而且不顯歲月痕跡。據說慈禧太后駕崩時雖已年逾七十，外觀看上去卻不到她年齡的一半，也就是說她因為多年用花草純露洗沐，致使皮膚呈現出只有 35 歲的外貌。

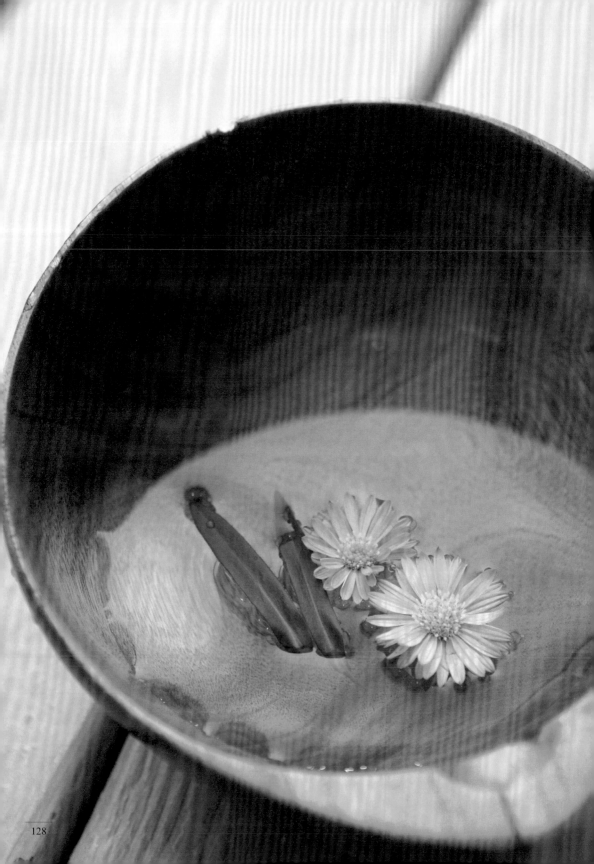

植物水精華，低刺激性更親近皮膚

直到現代，純露仍是藥妝專業裡相當重要的來源。純露中含有植物精華，同時與精油的相容性高，並且具有香草植物的香味，可以單獨使用，也可以與精油調和使用。事實上，每一種純露中多少都會含有微量濃度的精油成分。

有些香草植物的取油量極低，很難得到精油，因此萃取成本極高，這時候便能取具相應功效的純露來使用，如：金縷梅、矢車菊都有特定護膚功效，它們的純露用途也相當知名。

純露在芳療裡的重要角色

「純露」或稱「花水」，為重要的芳療應用之一，研究原因，純露有許多特性值得重視：

・純露濃度低較為安全（特別適合孕婦、小孩、病人）。
・純露較容易吸收與利用（人體是水溶性而不是油溶性）。
・純露是新鮮蒸餾，能得到植物精微物質。
・純露含有微量精油，並含有植物水溶性精華。
・某些植物無法提煉精油，但可提煉純露。
・不同的純露可以調配處理，也由於具有高度融合性，可以在專家的指導下調入精油，作為一般保養品、香水等。

4-2

選用好品質純露

市面上有些純露會稀釋販售，得先辨別出正港的「天然純露」。買回家後妥善保存於適合容器與溫度，更能維持純露新鮮自然，功效不打折。

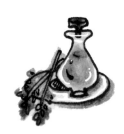

純露跟化妝水有何不同？

　　市面上販賣的花水、化妝水、收斂水等水劑型化妝品，常常會添加酒精以防腐，酒精揮發的特性能為肌膚帶來清爽感，也讓香味更明顯，因此比較討好大眾。但是酒精揮發同時也會「帶」走皮膚表層的水分，特別是脆弱膚質容易引起過敏，所以要依照個人體質與需求來選擇。

聰明選購祕訣

　　也有些商品會將純露稀釋後販售，只要比較兩者的香度就能知道差異；也有人將純露稀釋後，再添加香料來補強……凡此種種，都是商業獲利的手段，所以芳療師和使用者要有辨識真假的能力：

· 注意有沒有過多泡泡，如果有過多的泡泡，肯定是精油加上乳化劑加水再製的，而非天然植物蒸餾出來的純露。
· 純露的顏色也有一些差異，有的清澈有點帶些混濁，以天然材料來看這都是合理可接受的。

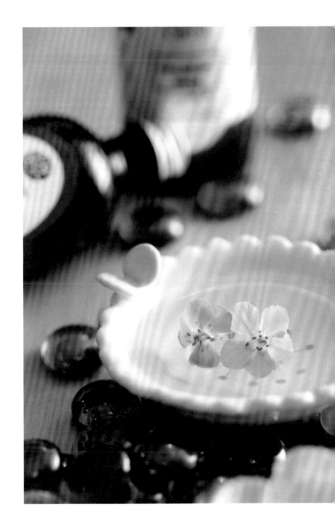

純露保存法

　　天然純露在正常室溫下開瓶使用，約有 6 個月的使用期限，如果添加防腐劑或是穩定劑，應可延長期限至一年以上，但還是建議少放化學添加物，以新鮮天然為佳。在不添加防腐劑的前提下，最好維持 20℃以下，並使用玻璃或壓克力材質的保存容器，防止細菌滋生或污染，可維持一至二年。

　　純露也可以用「更自然」的方式來延長保存期限，如：放入冰箱保持 10℃以下的低溫；每 1000cc 滴入 3 滴茶樹或薰衣草精油做抑菌劑，都是有效且自然的延長保存方法。

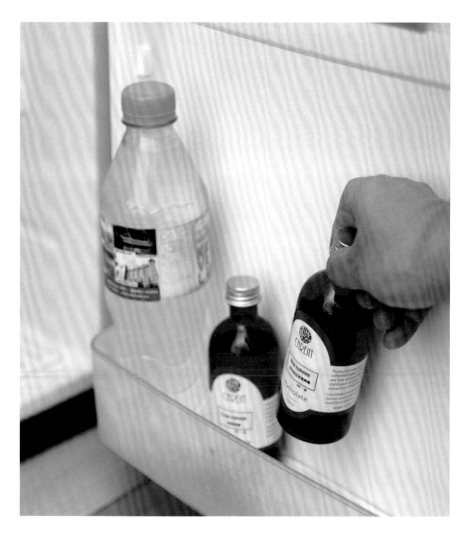

4-3

調配最適合自己的
植物純露

純露由於為水性,又與精油的相容性高,所以最適合
作為肌膚與顏面保養之用。除了可以單獨使用特定純
露,也可以 DIY 創造出純露與純露、純露與精油的
綜合搭配。

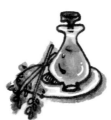

單款純露的多元運用

純露可用作全身的清潔、保養，用來代替保養品中取代水分的材料。很適合洗澡後保護與滋潤全身皮膚。例如：

作法 1　洗臉過後代替化妝水使用，具有平衡膚質及保濕收斂的效果。

作法 2　將純露裝入噴頭瓶，均勻噴灑在臉部或肌膚

作法 3　化妝棉倒入若干純露，輕拍相關部位。

作法 4　用純露數滴於化妝棉上敷臉，用作深度滋潤美白。

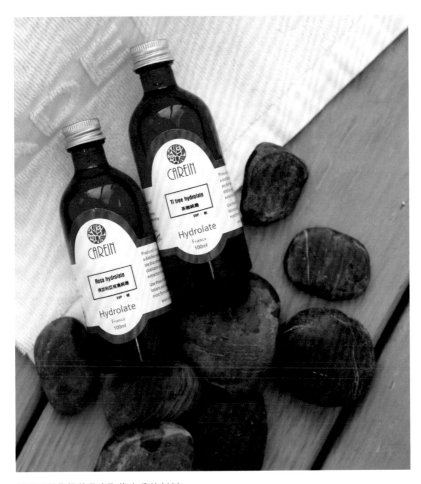

純露可用作保養品中取代水分的材料。

一定要學起來的
精油 × 純露 實用搭配

抗菌精油 × 純露
保存更長久

天然的純露並沒有做防腐處理，其中所含的低濃度植物精華成分並不足以防止細菌滋生，所以純露的保存期一般為半年。加入抗菌且氣味清香的精油，如：薰衣草、茶樹，可以有效抗菌，延長保存期限。

同性質精油 × 純露
加倍提味

加入同性質的精油，如：在洋甘菊純露內滴入洋甘菊精油，可更加強其氣味與專有功效，同時其吸收性也相當不錯。

功效相似精油 × 純露
發揮綜效

如果以純露作為基底，針對某特定用途調入相關的精油，在夏天可以提供除了按摩油之外另一種清爽的用法，如：調和一瓶針對各種膚質的日常保養液，用 100cc 的玫瑰純露，加入洋甘菊精油 5 滴，薰衣草精油 5 滴。

精油 × 稀釋純露
降低刺激性

純露與精油具有高度融合性，可以用來稀釋精油，提供更多元的用途。如：加入防蟲性的精油，成為防蚊蟲噴灑液；或是加入抗菌類精油，成為隨身抗菌噴霧劑，隨時防護細菌入侵。

A 功效純露 ×B 功效純露
清爽複方

不同的純露具有不同的美容或保健效果，因此也可以調和不同的純露。如：最知名的收斂水為金縷梅 25cc 調配玫瑰純露 75cc（女性），或金縷梅 25cc 調配薰衣草純露 75cc（男性），可以作為女性臉部收斂水，以及男性刮鬍水使用。

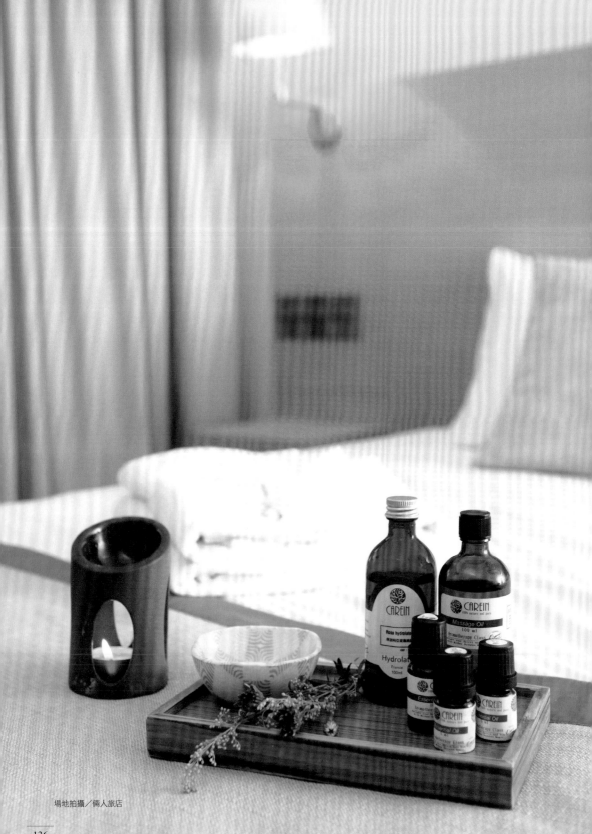

場地拍攝／倆人旅店

純露 × 精油　調配的比例：

100cc 的純露＋ 10 滴以內的精油

　　若直接用於肌膚的噴灑與塗抹，100cc 的純露以搭配 10 滴以內的精油為原則，也就是以標準的 100cc 純露瓶裝，總數不得超過 10 滴精油。務必採取低劑量，因為純露本身已經有一定的精油成分（約 0.5% 左右），使用前必須充分搖晃均勻。

純露可以飲用嗎？

純露是高溫蒸汽冷卻後的水，因此當然是消過毒的，但是一般的純露在運送過程、保存方式上，都沒有被當作「食品的規格」來處理，所以必須考慮其作為飲用品所需的相關程序。作為飲用等級的純露，必須有更高的安全規範與保障（食品GMP），所以一般使用者，務必理性的認清差別！

4-4

功效 × 應用
八款入門純露

近年來由於對純露療法的重視，純露的品種也越來越多，入門者或一般大眾，可先掌握以下八種。

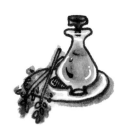

1 超.人.氣.多.用.途
薰衣草純露

薰衣草以對於受損乾燥肌膚有再生效果而知名,其純露幽雅的清香,以及多元的身心保養,使它成為受歡迎的純露之一,是眾所皆知的基本保養配方。

特性

甜美的花香氣息,前味帶有些微蜜香,後味帶有草根香。純露跟精油的香味相近而更為淡雅一些。純正薰衣草純露的穩定性很好。通常能保存至少 2 年以上。

實用小妙方

- 面部護理(如面膜敷臉)時加入,可提升保濕效果。
- 可調入現有的乳霜類保養品(即時使用),但不建議長期擺放,以免影響保養品的抗菌性而發生腐敗。
- 用噴霧瓶裝起來當作隨身噴霧,可作為全身皮膚保養、避免曬傷,改善紅疹、蚊蟲叮咬與皮膚發癢等現象。
- 蚊蟲叮咬後的部位或燙傷的疤痕,用點薰衣草純露噴灑,或以棉花沾濕輕拍,可以舒解癢痛並且癒疤。
- 在心理上,適合安撫放鬆情緒,如:噴霧瓶可在開車時作為車內芳香劑,在繁忙的交通鎮靜焦慮。直接噴灑在床上或枕頭可助眠。

2 保.濕.效.果.佳
玫瑰純露

凡是聞過玫瑰純露的人，無不為其縈繞而深厚的玫瑰花香印象深刻，彷彿一朵新鮮的玫瑰就在面前盛開。玫瑰純露有相當好的保濕效果，適用於各種膚質，具有活化肌膚的好口碑，可說是知名度與使用率最高的純露。

特性

玫瑰純露聞起來，與真正玫瑰花開的甜美清香相差無幾，與市面上許多用香精或其他人工合成的產品大相逕庭。玫瑰純露十分穩定，保存期能達到 2 年左右，但還是建議在開始使用後一年內用完。

實用小妙方

- 肌膚經常受到灰塵、高溫、油膩的傷害，但是過度清潔後反而會造成皮膚乾澀，建議在清潔臉部與手腳後，輕噴上一層玫瑰純露作為保濕，同時也能保持肌膚的彈性，重塑肌膚活力！
- 使用玫瑰純露噴灑在乾燥的皮膚上，可以用來當作隨身的保濕噴霧，用來定妝或補妝使用，也可以噴在頭髮上帶來清香。
- 能在專家的指導下稀釋，口服內用，作為女性的荷爾蒙平衡劑，或是幫助更年期後女性的生理平衡。其平衡內分泌系統的效果，能改善經前症候群、經痛以及情緒起伏不定等各種女性身心問題。

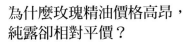

為什麼玫瑰精油價格高昂，
純露卻相對平價？

　　玫瑰的得油率非常低，幾公噸的玫瑰花可得的精油通常只有千分之幾，也就是幾公斤而已。但是用蒸餾法提煉玫瑰精油時所得的玫瑰純露，相對來說它的量並不受限制，所以一般純露的價格並不會隨著精油有太大的起伏，較能固定在幾個等級。

　　純露最大的成本在於保存及運輸，因為純露並不像精油量少價高、抗菌性強好保存，早年歐洲地區使用純露並不多，當年銷不出去的純露，都會直接放水流掉（因為純露量多，過了冬天結冰，通常不能放到隔年）。

3 清.爽.收.斂
茉莉純露

茉莉是最適合夏天的氣味,因為它清淡而幽雅的氣息,能在酷熱中讓身心透透氣,而茉莉多元的保養功用,具有修補與收斂皮膚的效果,用於中、油性皮膚作為常備的保養用品,最是適合。

特性

茉莉純露具有與玫瑰純露相仿的護膚功效,可用於保濕,改善乾油性皮膚,有平衡 PH 值的效果。茉莉的味道甜美,前味清香,後味偏甜,很受年輕女孩歡迎,適合搭配噴瓶,當成隨身的香水使用。

實用小妙方

- 將茉莉純露以 1/3 ～ 1/2 的份量,調入洗髮精或是沐浴乳裡,作為保濕第一線的純天然植物清潔用品,讓植物清香深深進入肌膚。

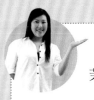

茉莉純露與茉莉花茶有何不同？

茉莉純露和茉莉花茶兩者在取材上有極大的差別。純露是以新鮮香草材料提煉，才能充分的掌握到香草植物的精華與能量，而花草茶通常只能買到乾燥、脫水、甚至褪色的乾花草。

從植物萃取方式來說，茉莉純露採用的是瞬間的高壓蒸汽，保有最完整且損失最少的原始植物精華，取得的茉莉花水中含有少量茉莉精油及茉莉花水溶性化合物。而沖泡茉莉花茶的方式，是取乾燥後的茉莉花在高溫下浸泡，植物裡最脆弱的成分在浸泡階段幾乎被破壞或分解而流失。

兩者在香味上差距也很大，一般的茉莉花乾燥後香味幾乎蕩然無存，所以花茶通常只有一種單調而乾澀的味道；而純露中還帶有新鮮茉莉花的少許比例原精在其中，就吸收植物精華來說，純露比茉莉花茶更高效、濃郁。

4 殺.菌.控.油
茶樹純露

以抗菌知名的茶樹，它的純露有一種淡淡的草本味，令人感到安全與乾淨，事實上，茶樹純露能提供的協助也是安全與乾淨！它具有極佳的去油膩、消毒殺菌力，是日常生活隨身必備的保護！

特性

前味具有強烈的抗菌性氣味，後味帶有茶樹草根的甜味。一般茶樹純露中含有少量的茶樹精油，具有相當的抗菌性，刺激性卻很低。非常適合用在皮膚的收斂殺菌，也適合用來調配天然的防蟲抗菌噴霧。

實用小妙方

- 當作漱口水使用。
- 清洗身體受創、紅腫、過敏的地方。背部、手臂、大腿等大區域的小紅疹，都可以噴灑冰過的茶樹純露。
- 事先經過敏感度測試之後，可以用來清洗身體較為私密敏感的部位，例如一些黏膜組織。
- 臉上長痘痘時，可以用茶樹純露直接濕敷，或是配合面膜或敷面粉使用。背上的痘痘建議用茶樹純露沾濕毛巾濕敷，具有鎮定、消炎、控油效果。夏天做以上相關處理時，建議可以調配約 1/3 ～ 1/2 的薄荷純露，效果更佳，但切記勿接觸眼部。
- 茶樹純露以 5 ～ 10% 比例添加在其他純露中，可作為最好的天然抗菌劑，延長保存期限。不過由於混和了茶樹味道，多少會改變其他純露的氣味，所以要斟酌使用。

5 抗.敏.撫.慰
洋甘菊純露

甜美的氣味，是洋甘菊的註冊商標。它的純露除了維持洋甘菊的香甜氣味，也延續重要的抗敏性，能舒解皮膚過敏引起的搔癢、紅腫。特別建議用於敏感皮膚以及眼部肌膚。

特性

就像洋甘菊精油一樣，洋甘菊純露也分成兩種：「羅馬洋甘菊」跟「德國洋甘菊」。羅馬洋甘菊甜味較重，顏色較為清澈；德國洋甘菊土根味較重，顏色混濁偏黃。心理應用面來看羅馬洋甘菊較為適合，但是就使用療效來看則非德國洋甘菊莫屬。洋甘菊純露是安全指數非常高的植物精華，一些有關精油純露的禁忌，如：嬰幼兒使用與濃度的控制，洋甘菊純露皆可放心使用。

實用小妙方

- 洋甘菊純露可以冰敷在眼窩部位，撫慰眼部細紋，減少眼睛疲勞引起之紅眼、黑眼圈。
- 坐月子的媽媽可以將之稀釋後用來清洗胸部，預防乳頭龜裂或疼痛。
- 搭配橙花純露一併使用，作為粉刺性及油性皮膚的控油收斂；或是與金縷梅純露使用作為熟齡膚質的抗老化防鬆弛；與玫瑰純露調配作為一般膚質及乾燥膚質的保濕。

6 抗.老.化 橙花純露

橙花自古就是高級香水原料，氣味充滿貴族氛圍，適合作為夏日的淡香水使用。橙花純露中所含有的 nerol（橙花醇）、 jasmone（茉莉酮）抗老化作用相當知名，受到日曬傷害的肌膚，也能藉由橙花純露的活化能力，得到調理再度恢復活力！

特性

帶有高貴、細緻、青澀又華麗的花果香，是香味最複雜的純露之一。具有很好的平衡皮膚 PH 值的特性，多用於皮膚的修護與抗老化。香味很獨特，新鮮的純露香味反而比不上妥善保存約六個月左右的純露，但還是建議在一年內用畢，為最完整的成分保留與使用期。

實用小妙方

· 對於中樞神經系統有一定的抒解壓力作用，但不至於催人入睡。
· 極佳的收斂效果適合用來調理熟齡、脆弱、敏感以及油性膚質，但避免使用在過於乾燥的肌膚上。
· 加入美白、保濕、活化肌膚相關的保養材料配方中，能溫和的協助養分吸收並強化效果。

7 眼.部.紓.緩.小.幫.手
金盞花純露

對於靈魂之窗，金盞花會是尊貴的呵護與享受。這種菊科的小花，早已是抗生素的重要來源，因為其精油萃取相當困難，早期最多看到有浸泡油，幾乎很少有純精油，所以純露也成了人們享有金盞花功用的最佳來源。

特性

金盞花純露味道帶有菊科植物的土根香氣，有人形容是接近布丁般的奶香甜味。金盞花自古就是用於治療眼疾的植物，因為含有三萜烯、類胡蘿蔔素、少量精油及苦味成分，能抑制皮膚發炎和治療傷口，而且有促進肉芽組織形成的作用，可抑制各種不同的黴菌與細菌。

實用小妙方

- 現代上班族、網路族最常見的眼睛乾澀、癢痛，可滴數滴純露於化妝棉或眼罩上，直接敷於眼部。
- 金盞花常被用來改善皮膚搔癢以及緊實鬆垮膚質，可加入乳霜、乳液、面膜、化妝水以及卸妝液中使用。

眼睛保養，該熱敷或冰敷？

黑眼圈：
眼部血循太差、熬夜所引起的黑眼圈，建議熱敷。
眼袋：
排水差引起的浮腫建議以冰敷方式收斂，也可以冰敷熱敷交替進行。
眼睛血絲：
用眼過度，通常伴隨有眼部的發熱感，建議冷敷。
乾眼症：
冷熱交替。先冷敷再熱敷。

8 收.斂.控.油.效.果.佳 金縷梅純露

金縷梅被公認是最佳殺菌、收斂效果的純露,為毛孔過大、油性、老化皮膚者的不二選擇,並且早就被歐美業者提煉作為皮膚藥劑的重要成分。因金縷梅純露的收斂性極強,只適合用於皮脂腺分泌旺盛區域,或是調理青春期總治不好的痘痘型肌膚。

特性

金縷梅純露雖有強烈的抗菌性與收斂性,但其香氣卻帶有清新的草香與香甜的土根味,是一種很特別的植物。

實用小妙方

- 出油嚴重或是毛孔粗大的膚質,可以當作化妝水使用改善。混和性肌膚也可搭配玫瑰或是洋甘菊純露以 1:1 混和,作為預防與保養之用。
- 夏天可將金縷梅純露噴於頸部、胸前、腋下,有良好的止汗效果。
- 將金縷梅純露加入泡澡使用,可改善濕疹、牛皮癬、靜脈曲張或痔瘡。

Chapter

5

基礎油—
來自堅果與種子
的潤滑油

在芳療按摩中，基礎油的功效可不小於精油，只要運用到精油按摩，就一定得使用基礎油。按摩配方中，基礎油占了超過 95% 的比例，所以如何選擇植物基礎油也是一門重要的學問喔！

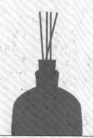

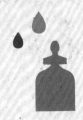

5-1

認識基礎油是什麼

純植物性油—基礎油溫和的特性,能夠稀釋高濃度的
純精油,幫助皮膚吸收與滲透,而且基礎油本身含豐
富成分也能滋潤皮膚,帶來養分。

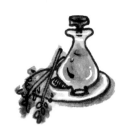

基礎油，也可稱為基底油，英文為「base oil」或「carry oil」。通常精油使用在皮膚上濃度不用太高，有的精油直接用於皮膚還會造成刺激性，所以在精油的按摩與皮膚塗抹應用上，都需要一個緩衝物質加以稀釋，而來自於堅果或種子的植物油，由於易吸收的特性，以及含有豐富的維生素，便被作為稀釋精油的緩衝基底油。

按摩選擇純植物性油，能提供皮膚更好的滋潤與養分，並且還要注意油的性狀、分子大小來與個人膚質及使用部位搭配。基底油通常沒有什麼味道，（比較明顯的如葡萄籽油有些許酸味，月見草油帶有些許魚腥味等）。將不同的精油與基底油，於不同的使用時機調配，才能達到按摩的最佳效果。

來自堅果或種子的植物油，是精油按摩不可缺少的緩衝配方。

基礎油在芳療裡的重要角色：

- 稀釋高濃度的純精油，降低對皮膚的刺激性。
- 按摩時可增加皮膚與按摩師手法的潤滑度，方便推拿、刮痧等。
- 冷壓的第一道植物原油飽含珍貴的植物精華成分，可以在按摩使用時，同時吸收進入體內。
- 按摩時直接提供皮膚必要養分與油脂補充，形成一層保護膜，特別在過冷或過熱的惡劣環境下，提供皮膚必要的防護。

基底油與食用油有什麼不同？

一般芳香療法所選用的基底油是經過冷壓第一道的油，其中所含的維生素、礦物質以及必需脂肪酸的含量最高，分子也最細小，最適合皮膚的吸收，與平時在超級市場的貨架上所看到的食用油，是來自高溫壓榨萃取的方式是不同的。

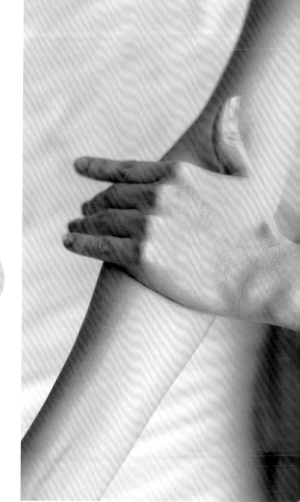

5-2

好推易吸收！
8 款推薦基礎油

基礎油通常沒有什麼味道，但是每一款都各有其重點
功效，以下介紹最常用、最強效的 8 款基礎油。

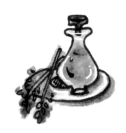

溫和滋潤

甜杏仁油
Sweet Almond Oil

甜杏仁油富含礦物質、蛋白質及各種維他命，保養滋潤皮膚效果極佳，適用於各種膚質。

甜杏仁油能使肌膚恢復光滑柔細，長期使用可有效消除妊娠紋。由於甜杏仁油極為溫和，因此連嬰兒都可以使用。此外對於運動過度所引起之肌肉疼痛，以甜杏仁油按摩可加強細胞帶氧功能，消除疲勞與碳酸累積，有助於鎮痛及減輕刺激。

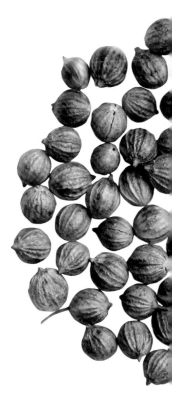

毛孔調理

荷荷芭油
Jojoba Oil

荷荷芭是一種沙漠植物，荷荷芭油為從其豆子壓榨出之油脂，無特殊的氣味。荷荷芭油是一種蠟質的植物油，穩定性極高，能夠耐強光、高溫而保持結構不變，因此可耐久藏，不易腐臭。它的分子細小，特別適合用於臉部、皮膚、頭髮。

荷荷芭油富含蛋白質和礦物質，適合各種肌膚，具有十分顯著的美容功效：可暢通毛細孔，適合調節乾性及混合性肌膚的油脂分泌，對於乾性髮質及乾性皺紋肌膚，可使其恢復活力光澤。

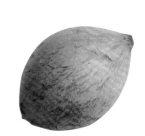

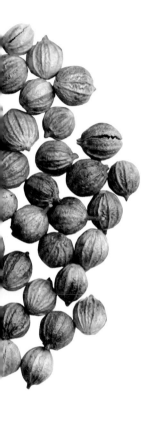

抗老化

葡萄籽油
Grape seed Oil

葡萄籽早已是抗氧化、抗老化、提供酸鹼平衡與多種礦物質維生素滋補的最佳來源，全球相關研究報告不勝枚舉。葡萄籽油的油質不膩，任何膚質都適用，親膚性強，也最易於皮膚吸收，並且具有最佳的潤滑度。色澤呈現漂亮而自然的淡綠色，是相當受歡迎且效果卓著的按摩基礎油！

改善皮膚症狀

月見草油
Evening Primrose Oil

月見草原產於墨西哥和中美洲地區，因為這種植物只在傍晚開花，白天凋謝，故又名「晚櫻草」。

從月見草中所提煉出的油脂，具有多項重要功能，成分含有大量的 γ 亞麻油酸是其療效主因。早期常利用月見草來治療多發性硬化症、異位性皮膚炎、風濕性關節炎，現更多用於治療濕疹及皮膚癬等病症。此外也可治療月經問題、經前症候群等。

淡疤、傷口癒合

玫瑰籽油
Rosehip

玫瑰果油是從 Rosa Canina（一種產於智利的特殊
玫瑰果）的果子所提取而來，富含維生素 B 群、C、
E、K，有助表皮增生與促進傷口癒合，與薰衣草、
檸檬、橙花精油合用，具有淡疤效果。適合乾燥、
有疤痕的皮膚使用。

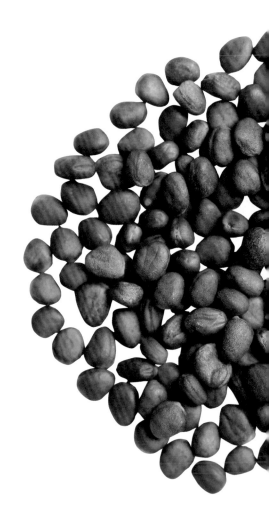

淡化斑點與痘印

小麥胚芽油
Wheat Germ

小麥胚芽油含有豐富的維他命 E，可以減少受傷或
手術所造成的疤痕、黑斑，以及改善臉上青春痘所
留下的痕跡；它也是天然的抗氧化劑，因此只要加
入一點點小麥胚芽油，便可延長精油 1 至 2 個月的
保存期限。
在食用方面，具有延遲老化、避免腦中風、心肌梗
塞、心臟病、肺氣腫、免疫系統功能增強、提高生
育能力等功效。

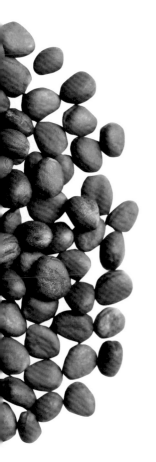

瘦身、預防曬傷

橄欖油
Olive Oil

橄欖油以榨取的方法獲取油脂，含有大量不飽和脂肪酸，食用對心臟病有良好功效。

應用於皮膚能預防、和緩陽光曬傷情形，亦適用於減肥、老化等肌膚的按摩。冷壓第一道的橄欖油顏色深綠，帶有濃郁的酸棗味。常搭配甜杏仁油或葡萄籽油使用，可提高其他油質的抗氧化能力。

親膚性佳

蔓越莓籽油
Virgin oil

不像一般植物基礎油略帶淡黃的顏色，蔓越莓籽油呈現出深橘紅到棗紅色，味道帶有梅子的香甜酸味。最頂級的蔓越莓籽油是冷壓第一道的原油，才能維持原有的複雜成分原貌。

雖然如此，蔓越莓籽油的親膚性與吸收能力卻又出奇的好，滴在皮膚上只要稍微推一下就能完全吸收，而且不留油膜，使皮膚維持光澤和良好觸感，與空氣接觸也不易氧化發臭。

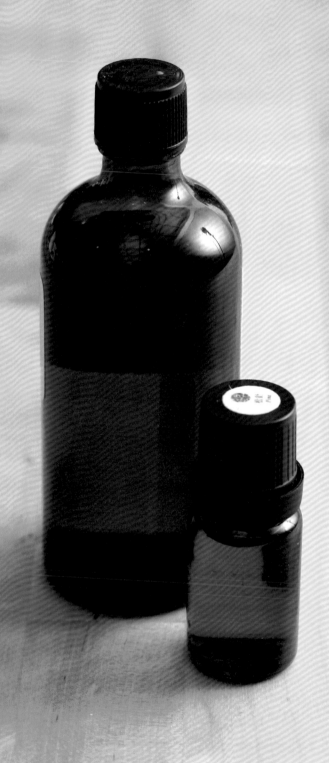

5-3

調配最適合自己的基底油

基底油的選擇，主要根據自己的膚質狀態、使用部位與希望改善的方向來考量。

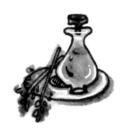

從膚質、年齡來選擇最佳配方

膚質

油性膚質： 建議使用較清爽、分子細小、吸收滲透力較佳者，例：葡萄籽油。
中性膚質： 可使用兩種或兩種以上的基底油，任意比例搭配使用，如：荷荷芭油、甜杏仁油、葡萄籽油、蔓越莓籽油。
乾性膚質： 建議使用甜杏仁油、玫瑰果油、月見草油，可以任一選用或搭配均可。

年齡

20 歲左右青春期：皮脂腺分泌旺盛的油性皮膚，建議使用：葡萄籽油＋蔓越莓籽油。
30 ～ 40 歲： 皮膚新陳代謝開始下降，細紋也開始來報到，建議使用：葡萄籽油＋月見草油。
45 歲以上： 皮膚開始有些鬆弛、下垂、萎黃，建議使用：蔓越莓籽油＋月見草油＋荷荷芭油。

特殊需求

過敏性皮膚： 建議使用月見草油＋葡萄籽油。
皮膚暗沉、斑點： 建議使用蔓越莓籽油＋玫瑰果油。

調配比例也要依部位與年齡層調整

基底油與精油調和的比例，也應依年齡、部位來作調整。

對象或部位	比例	說明
一般成人 （標準配法）	5%	每 1cc 基底油中，調入精油 1 滴。如： 每 10cc 基底油調入總數 10 滴精油
六歲以下兒童	最高限定為 3 ～ 4%	每 5cc 基底油調入總數 3 滴精油
一歲以下嬰幼兒	最高限定為 1%	每 10cc 基底油調入總數 2 滴以內的 精油
成人臉部	3% 以下	每 10cc 基底油調入總數 6 滴的精油
六歲以下兒童	禁用	

※ 以下精油需注意其濃度：單獨使用或與其他精油複方調配時，濃度控制在 2% 以下。
檸檬香茅、香茅、天竺葵、香料類（如：肉桂、黑胡椒、薑）、乳香。

Chapter

6

來一場身心靈 SPA ——
芳療按摩

精油按摩是芳香療法裡很重要的應用，將精油作
為按摩的介質，有助於柔軟皮膚、保濕、增進彈
性與保暖。同時，精油氣味也能刺激嗅覺，讓身
心舒暢放鬆。

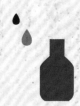

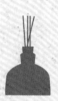

6-1

芳療按摩的奇妙效果

按摩能舒解肌肉痠痛，促進排毒與血液循環，而精油的養分藉由呼吸與皮膚進入人體，帶來健康＋美容＋抒壓的全方位呵護！

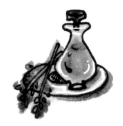

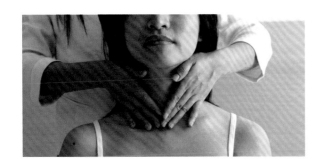

　　身體需要靠運動來維持細胞活性、增加血液流通，進而達到新陳代謝，促進身體機能的健康；皮膚也是一樣，但皮膚無法自行運動，所以需藉由雙手施力，依循身體淋巴腺或經絡穴道來按摩皮膚，刺激血液與淋巴循環，提升免疫系統，幫助體內排毒，還能紓緩緊張、壓力與肌肉酸痛。

變美麗的四大功效

1. 美肌力

精油成分迅速穿透角質，改變表皮細胞結構，進而防止真皮層的纖維萎縮而引起的皮膚老化細紋，增進皮膚彈性，讓肌膚健康亮麗。

2. 調理氣血

藉由經絡穴道按摩，達到促進氣血循環，調理身體內外機能，如：人體十二正經上的按摩直達臟腑，外加任督二脈，成為男女養命之本。

3. 身心放鬆

精油香氣傳達至腦部，可以刺激腦內分泌抗壓荷爾蒙，與讓人陽光正面的腦內啡（endorphin），釋放壓力，促進內分泌系統和自律神經系統的平衡。

4. 促進養分吸收與新陳代謝

加了精油的按摩油能夠增加按摩油的滲透性，透過皮膚的吸收，進入血液、淋巴液，循環全身，加速機體的新陳代謝。

6-2

精油按摩的
注意事項 vs 準備清單

從選擇適合或喜愛的配方開始,調配適合比例按摩油。布置溫暖
舒適的燈光與音樂,享受全然療癒身心靈 SPA,事後的保養更為
肌膚添加不少水嫩。

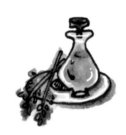

選擇配方，調製按摩油

準備物品：適合的基底油或按摩乳液乳霜、調配的精油、調配碟、小量杯、放置的小架、面紙、密封的空瓶

1. 選擇合適基底油

首先要考量使用者的膚質、使用的季節氣候環境，來思考應該選用哪幾種作為基底油？比例如何分配？從需按摩部位估算出一次的用量或需求量。（基底油詳細介紹參考第五章）

2. 選擇精油配方

以自己能充分掌握的精油為主，在決定好配方後，先讓被按摩者聞聞看並了解用油目的，最重要的是，讓被按摩者先對該配方的整體味道，有先進入腦神經的刺激反應，能接受並且喜歡你的調配。肌膚特別敏感或是有過敏體質的人，記得事先做敏感測試。

以下為按摩最常見的配方，可選擇手邊現有的或是較能接受的氣味。如果對方不喜歡，建議更換，因為芳療是身心的療法，實施對象的喜好是很重要的，而且一個熟練的芳療達人，永遠找得到代替或是類似功能的精油配方。

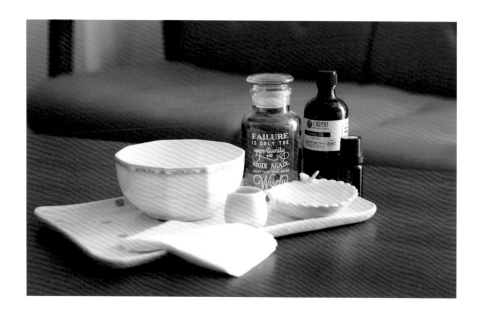

芳療按摩常用配方

改善重點	建議配方
水腫、循環不良	杜松莓、葡萄柚、天竺葵、廣藿香
靜脈曲張	絲柏、葡萄柚
皮膚老化、乾燥	快樂鼠尾草、茉莉、薰衣草、檸檬、橙花、玫瑰、乳香、花梨木
幫助皮膚保濕	乳香、玫瑰、檀香、玫瑰草、玫瑰木、安息香、洋甘菊
肌肉關節疼痛	樺木、冬青木、迷迭香、薑
皮膚的活化更新	茉莉、天竺葵、橙花、玫瑰草、玫瑰
情緒放鬆抒解	佛手柑、薰衣草、橙花、檀香
過敏性膚質	廣藿香、羅馬洋甘菊、德國洋甘菊
腹脹、消化不良	薄荷、檸檬香茅、葡萄柚
改善橘皮組織	杜松莓、葡萄柚、天竺葵
緊實肌膚	廣藿香、玫瑰草
便祕	黑胡椒、芫荽
腹瀉、胃冷痛	薑、肉桂、茴香

3. 基礎油 × 精油 調配的比例

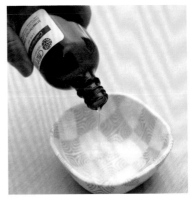

1 滴精油＋1 cc（20 滴）基底油

每次按摩全身 7 ～ 10cc
每次按摩臉部 1 ～ 2 cc

　　按摩時所使用的油類，是精油加上植物性油稀釋後製成。為了使精油的濃度不至於刺激皮膚，同時又能發揮植物油的延展特性，調配的濃度建議以 5％為標準，一滴精油約 0.05cc，1cc 大約等於 20 滴，故每次製作按摩油時，以 1cc 的基底油配上 1 滴的精油，每次調配以 5cc 或 10cc 為單位。每次按摩全身約使用 7 ～ 10cc，臉部約為 1 ～ 2 cc。

　　某些精油因內含成分屬性較刺激的物質，如肉桂、薑、茴香、樺木、檸檬香茅…等，務必注意，不可因貪功而加入太多，精油的使用，高濃度未必就比低濃度效果強，有時低濃度反而更能迅速達到效果。

　　用剩的按摩油，可以用深色瓶裝起，以待下次再用，調配好的按摩油最好在兩週內使用完畢。

先調入按摩油。

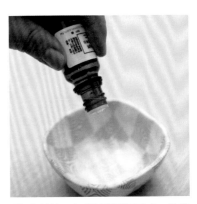

再調入精油，無需搖晃即可融合。注意掌握好比例，精油不可過量。

50cc 乳霜＋基底油 1cc 以下

　　基礎油也可以調入乳霜內使用，增加乳霜的滋潤度，建議 50cc 乳霜加入的基底油不超過 1cc。如：乾性皮膚可以調入如荷荷巴、月見草、蔓越莓子等較為營養滋補的基礎油，加強保養效果。

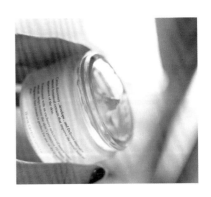

4. 溫熱的雙手能促進吸收

進行按摩以前,指甲需剪短,並事先為雙手「熱身」,按摩油必須先在手上溫熱後,再用手接觸身體按摩,切忌直接將冷油倒在身體上。

此外也要注意適量取用,忌諱使用過多的油,養成習慣:先取適量的按摩油按摩,等按摩至吸收後,再以少量多次的方式進行。

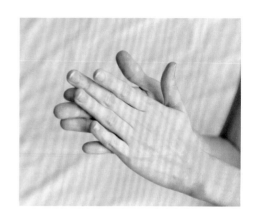

布置療癒放鬆的環境

準備物品:床單、覆蓋按摩對象的大浴巾、枕頭。療癒布置如:音樂、擴香、茶飲等。

進行按摩之前不妨先創造五感環境,讓人從一開始就放鬆起來。調整好按摩場所內的氣味(嗅覺),播放輕柔的音樂(聽覺),準備按摩完畢後的香草茶飲(味覺)。室內光線盡量以柔和為主,最好使用黃燈泡(視覺)。此外,進行按摩的房間也要保持溫暖。

如果經濟能力許可,建議按摩的床單以免洗隨丟材料為主,因為純植物基底油含有豐富的原生礦物質及天然色素,一般床單不易洗淨,且容易累積油耗味。

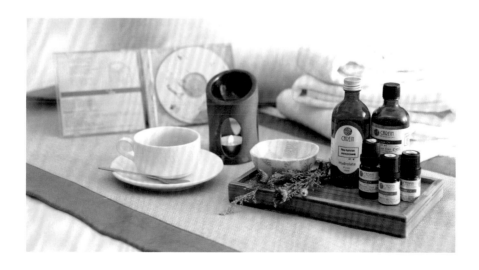

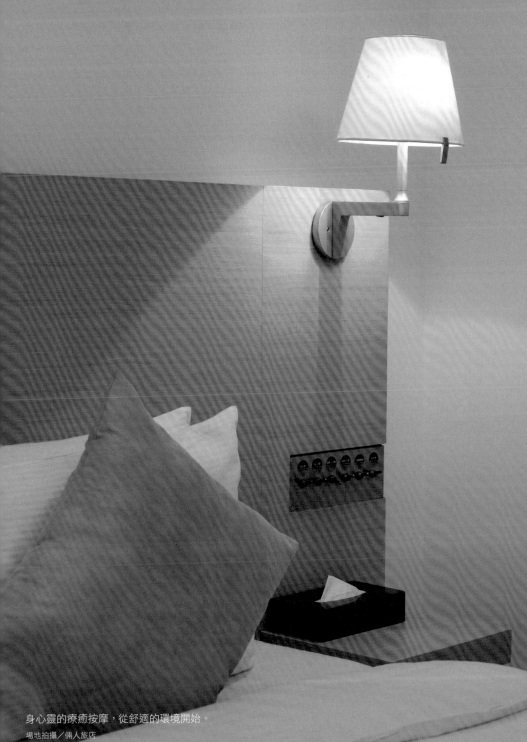

身心靈的療癒按摩，從舒適的環境開始。
場地拍攝／傭人旅店

按摩前先洗淨身體

　　按摩前要記得除下隱形眼鏡和身上所有的裝飾品。最好洗過澡再進行按摩。如果不方便，可用淋浴的方式，至少洗淨手腳和臉部。或是進行足浴，用溫熱的毛巾把腳擦一擦。

選擇適合的按摩法

　　在按摩的手法上，西方與東方有著根本的差異。

- **東方手法**：以經絡穴道為主，著重於經絡走向的按摩路徑，並在經絡路徑上針對相關穴位按壓。重點是以「刺激」的方式，達到疏通經絡，活絡五臟六腑。

- **西方手法**：以滑移導流為主，以身體的淋巴為主，推移至各部位鄰近的淋巴結。重點是以「紓緩」的方式，促進淋巴排毒。

　　不同的被按摩者適合不同方式，所以應先判斷需求與體質，適合哪一種按摩目的。簡單的判別是依據患者的情感表現來判斷：屬於積弱、頹喪、反射神經差的體質，應施以合適的刺激；屬於壓力大、情緒強烈的體質，應施以適度的紓緩。

　　唯有同時理解並掌握兩個主要手法，才是最好的學習方式。請參考 6-3-6-5 介紹。

按摩後加強吸收，皮膚更水嫩

　　按摩完畢後，可直接用純露濕敷，增加皮膚保水，也可以直接用熱毛巾熱敷，不但能幫助皮膚吸收，同時可帶走多餘的油份，還能帶來舒適的感受。或者至浴室泡澡，利用水蒸氣蒸浴法，讓毛孔張開，同樣可提高皮膚對按摩油的吸收。最後用熱毛巾拭去後（臉部可以使用面紙拭去），再接續下面的保養程序。

　　此外，臉部在白天按摩後，一定要將皮膚上的油脂清潔乾淨，以免油脂停留在皮膚上，遇到紫外線造成油曬而色素沉澱，尤其是橙、檸檬等萃取自果皮的精油，按摩後務必洗淨。

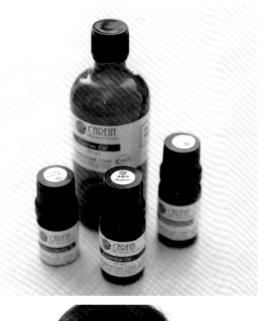

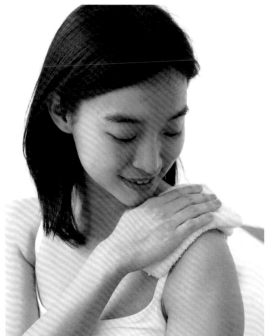

按摩後用熱毛巾濕敷或是泡澡，能提高皮膚吸收按摩油。

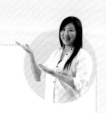

以下情況不適合進行按摩！

如果有下列症狀，請先請教醫生，如未獲得醫生許可，千萬不可冒然進行按摩：

- 皮膚發炎、有破皮擦傷部位或皮膚過敏。
- 有重度的靜脈瘤、血栓症。
- 當血壓高於 160/100mmhg。
- 急性氣喘發作頻繁期。
- 癌症放射治療期間。
- 手術後傷口未癒合期。
- 有感染或發高燒時。
- 孕初期。
- 身體特別虛弱者不堪全身按摩。
- 其他患有重症的患者，可採局部穴道按摩。

6-3

瑞典式按摩

瑞典式按摩是針對身體柔軟組織的按摩方式，現代市面上所施行的各種按摩手法都源於「瑞典式按摩」，包含了長推、揉捏、劈砍、拍打的動作。

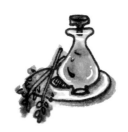

「瑞典式按摩」之稱，源自於十九世紀中，一位瑞典的林恩教授對按摩進行了全面的科學研究，進而建立了現在一般教授和實行的「瑞典式按摩」的理論基礎。

　　瑞典式按摩是針對身體柔軟組織的按摩方式，合併了幾種不同類型的動作——長推、揉捏、劈砍、以及將手掌拱成杯狀的拍打方式。這些手法主要只針對皮膚表面，而且僅對血管和肌肉系統產生影響；唯一的例外是長推，神經系統會對長推的手法產生刺激反射作用。

長推

　　長推是一種緩慢、溫和而富韻律的手法，通常適用在往上方行進的按摩中（如：往心臟方向）。

　　雙手長推特別適用背部的按摩；至於手臂的按摩，僅能單手進行。長推可進行於身體的任何一部分，無論是骨骼或是肌肉皆可，適合用於背部、大小腿、手臂。按摩時由下往上推移。

　　長推的手法宜慢而穩定，一個部位至少重複五次以上，並配合不同的手勢，反覆變化，一個部位的實施至少兩分鐘以上。

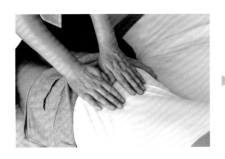 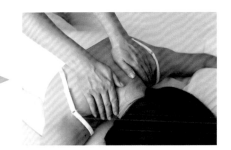

長推手勢

虎口推

用拇指與食指張開的虎口為
施力，施力均勻，如能力許
可，可採掌握的方式，用於
手臂或小腿。

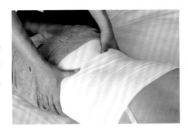 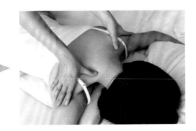

拳推

雙手握拳，以四指節為施力
點，施力時可用指節做刺激
點或用指間做推移。按摩背
部，手，腿，等肌肉較厚實
的部位。特別適用於較肥胖
的被按摩者身上，拳推較能
發揮刺激的效果。

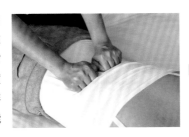 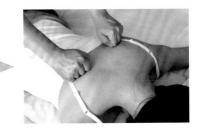

拇指推

用雙手的拇指做長推，適合遊走筋絡式的按摩。

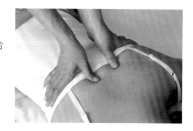 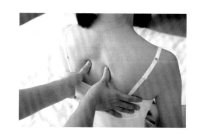

掌跟推

用雙手掌掌跟做施力點的推法，可以用整個手臂的力量借力使力，減輕手指的施力。

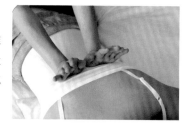 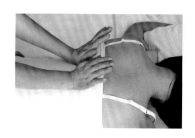

手刀推

雙手合十，掌跟略開，呈三角狀，用兩掌邊緣手刀部位做推移，此方法最為舒適平滑。

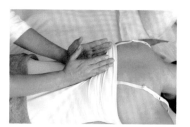 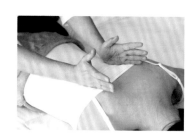

抓推

與拳推同一個手勢，但在推的時候，五指不斷向內做抓取的動作，這樣可增加肌肉的解壓與釋放，帶來變化性及鬆弛的獨特感受。

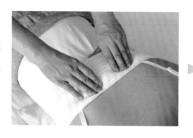 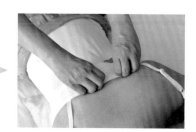

揉捏

　　揉捏法是針對骨骼肌肉處，以大拇指和四指不斷揉捏肌肉，用足夠的力道壓住，使得雙手能剛剛好抓住肌肉再放下，將手指在皮膚表面揉捏滑動，依部位韻律反覆而行，形成揉捏按摩的方式。

　　揉捏法對於肌肉酸痛（長時間走動或是勞動後所產生的酸痛）以及肌肉緊繃很有效，尤其是肩膀中間的梯形肌肉。揉捏的動作可以促進血液、淋巴液循環，還有助於分散沉澱在肌肉細胞中的乳酸堆積。最易進行於身體富有肌肉與骨骼的部位，而手掌、手腕、手肘等處則較難進行。

揉捏的手勢

指尖捏

刺激性高，動作宜輕，但不宜給人搔癢的感覺。一般用在頭部，手臂，肩部。

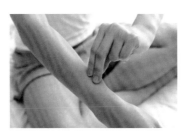
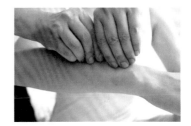

指腹捏

刺激性低，宜用在大塊肌肉部位，如：背部、大腿。

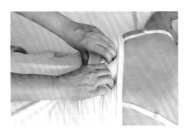
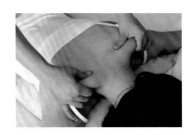

抓捏

拇指與食指鉗狀抓住狹長部位如肩頸部穴位，做局部循環按摩與刺激。

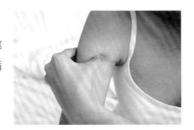
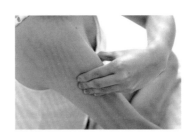

劈砍

適合肩、頸及背部等內有骨骼保護的部位，多施用於肌肉僵硬疲勞處。

劈砍的手勢

握拳

就是常見的捶背，有時可在
實施時，拳心空握（空心
拳），如此在捶背時會發出
聲音，有催眠及放鬆的效果。

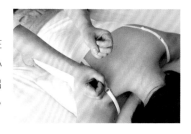

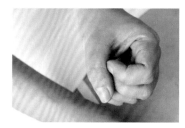

拳心空握

單手刀

效果比握拳更具刺激性，針
對穴位為主。

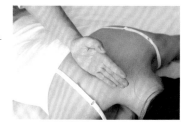

雙手刀

雙手合十，用手刀作劈砍，
也可以手心留空，劈砍時發
出聲音，增加放鬆的效果。

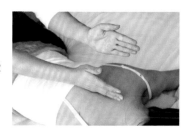

拍打

　適用於背部、左右肩胛骨及後腰部，可間接震動骨骼肌內到相對的器官。拍打上背部可用於感冒咳嗽有痰者；拍打後腰背可以緩和腰酸及腎虛。

　拍打時掌心留空可製造聲音效果，協助放鬆，並且有如均勻的氣墊，讓拍打力道稍微紓緩些。

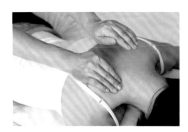 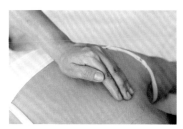

拍打時掌心留空

6-4

東方的經穴療法

源自於中醫的經穴按摩療法，對於慢性病及壓力
引發的身心症尤具療效，只要體會要領就可以自
己動手做，只要恆心實施，經常疏通鬱積阻滯，
各療效會在不知不覺中達成。

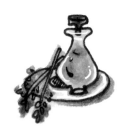

東方經穴療法的理論，來自中醫理論中的
「氣、血、陰、陽」。中醫認為人體基本的單
位為「氣」和「血」，氣足則血行，臉色自然
紅潤，皮膚看起來也充滿光澤，臟腑自然調暢，
全身上下散發出神采飛揚的丰采。但是，氣究
竟在哪裡？又如何在體內流動呢？

經穴按摩的原理

　　「氣」是中國醫學理論中運行全身的動能，
而所謂的「經絡」就是氣在身體之內往來的道
路；「經」是通往臟腑的主要幹道，「絡」則
是連接幹道的支線；經絡系統猶如四通八達的
交通網，把人體內的五臟六腑，連結成一個緊
密的有機整體。經常進行經絡穴道按摩，就如
同適時抒解交通，可以促進氣血運行通暢。如
果將身體想像成一個湖泊，那麼，河川就有如
貫串全身的經絡，而河川裡汩汩的流水，就像
運行在身體裡的氣，供給各個器官運作所需的
能量。

　　所以，當經絡通暢無阻，運行其中的氣來去
自如，器官自然能發揮功能，身體也就健康。
經穴按摩療法是用手指對身體的穴位施以物理
性的刺激，而刺激的部位同時也可直接影響中
樞神經系統，提高自律神經的反射機能，進而
影響內臟的活動力。透過此物理性刺激，恢復
生理平衡，促進人體之自然自癒能力，為預防
疾病與保健之雙重療法。

　　經穴按摩療法對各種慢性病及壓力引發的身
心症尤具有特殊療效，只要體會要領也可以自
己來，不必藉助他人，只要恆心實施，經常疏
通鬱積阻滯，各療效會在不知不覺中達成。

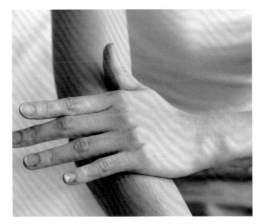

經穴按摩療法是用手指對身體的穴位施以物理性的刺
激，進而影響內臟的活動力。

精油與經絡按摩

　　進行經絡穴道按摩時配合精油，精油經皮膚
吸收，能達到穴道點對點的經絡傳導，反應至
五臟六腑。而精油經過嗅覺，能促進身體中樞
神經及周圍神經的刺激與放鬆，影響內分泌的
平衡與神經的協調運動。

經穴按壓療法的效果

- 促進血液與淋巴液循環
- 柔軟肌肉筋骨
- 矯正骨骼肌肉的發育
- 安撫神經機能
- 調整內分泌
- 調整內臟器官

認識十四經脈

　　人體經脈分十二經脈（正經）與奇經八脈。十四經脈指的是，人體的正經十二經脈，加上奇經八脈中的任、督二脈，共十四條經脈而稱之。

　　十二經脈是人體經絡系統的主體，每一條經脈均分屬一個臟或一個腑，在體內經穴通路的循行過程中，與相應的臟腑發生互相屬絡的關係。十二經脈是加強臟腑陰、陽、表、裡聯繫的另一途徑。

　　十二經脈包含手三陰、手三陽、足三陰、足三陽共十二條經脈，形成六組表裡相合的聯繫。陰經經脈屬臟絡腑，主內、主裡；陽經經脈屬腑絡臟，主外、主表。

肺經

由中府至少商（手臂內側外部經絡）◎容易感冒保肺經

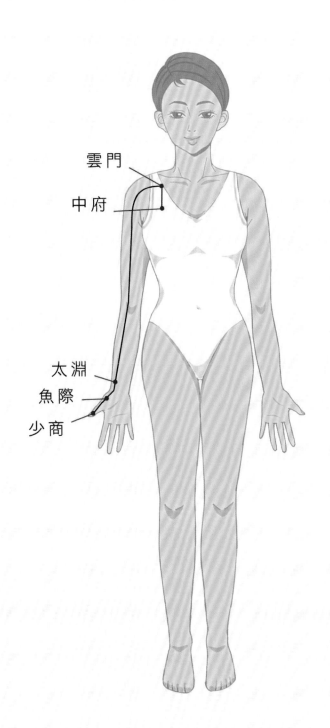

雲門

中府

太淵

魚際

少商

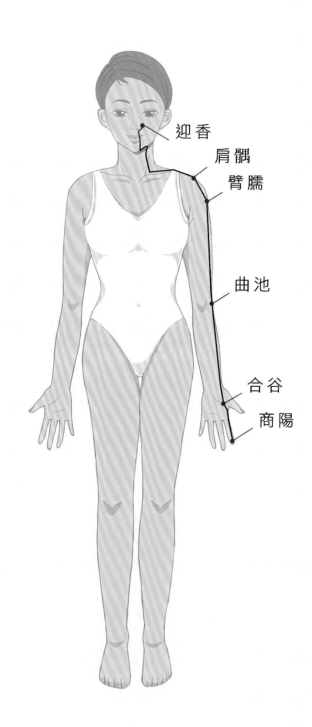

大腸經

商陽至迎香（手臂外側經絡、臉部經絡）◎頭面疾患找大腸

迎香

肩髃

臂臑

曲池

合谷

商陽

胃經

頭維至厲兌（腿前方經絡）◎消化不良找胃經

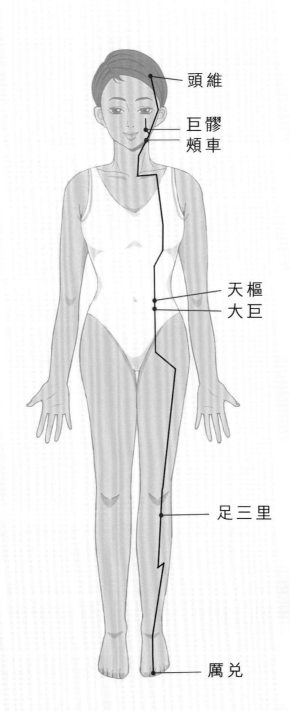

頭維

巨髎
頰車

天樞
大巨

足三里

厲兌

脾經

隱白至大包（腿內側經絡、腋下至腰經絡）◎疲勞透支找脾經

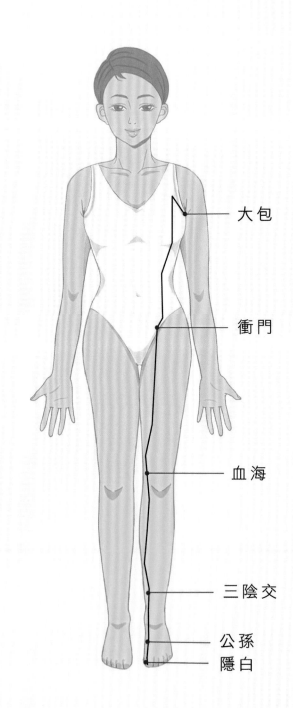

大包

衝門

血海

三陰交

公孫

隱白

心經

極泉至少衝（手內面內側經絡）◎心煩心痛打心經

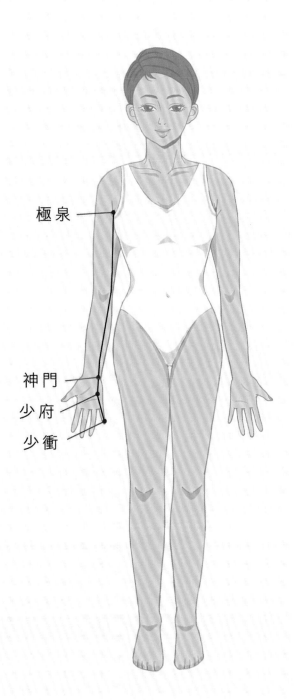

極泉

神門
少府
少衝

小腸經

少澤至聽宮（手臂外側經絡、背部經絡）◎ 吸收不好問小腸

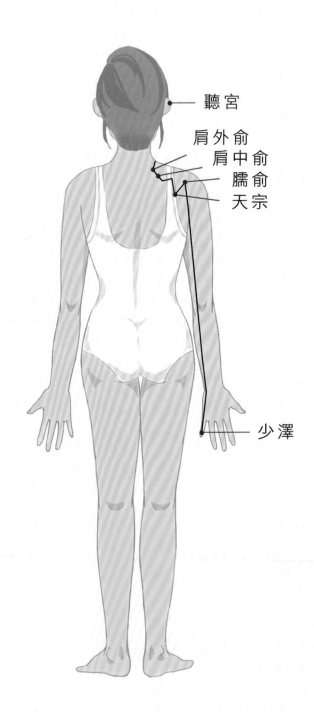

聽宮

肩外俞

肩中俞

肩俞

臑俞

天宗

少澤

膀胱經

通天至至陰（頭部經絡、背部經絡、腿後方經絡）◎頸肩腰背靠膀胱

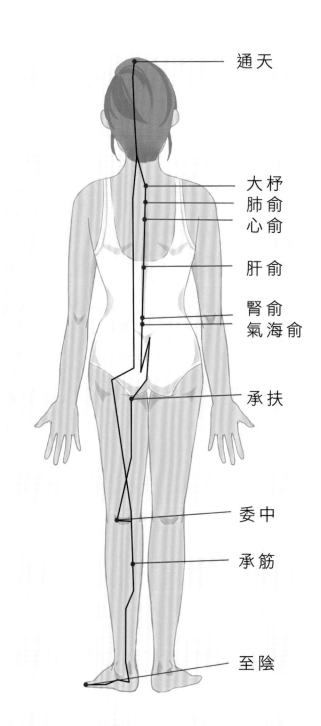

通天

大杼
肺俞
心俞

肝俞

腎俞
氣海俞

承扶

委中

承筋

至陰

腎經

湧泉至俞府（腿內側經絡）◎精力不足養腎經

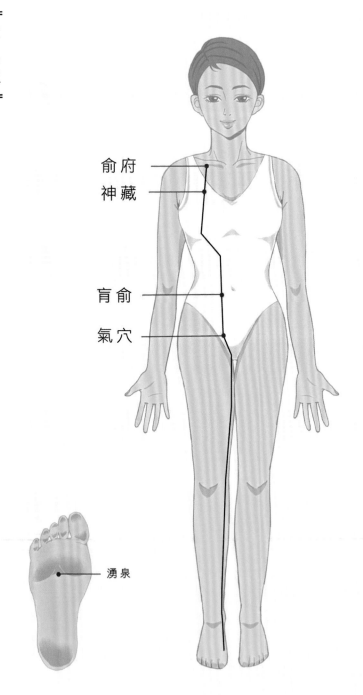

俞府
神藏

肓俞

氣穴

湧泉

心包經

天池至中衝（手內側中間經絡）◎ 失眠多夢調心包

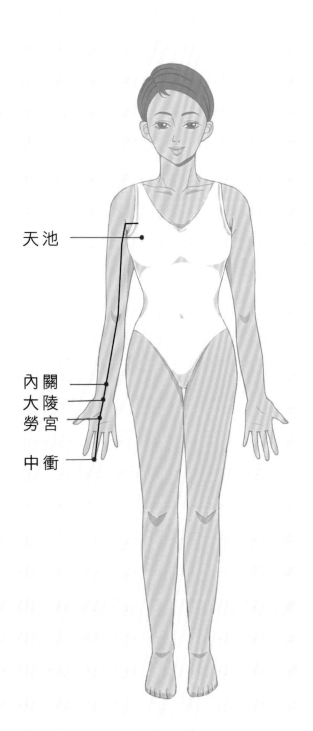

天池

關
陵
宮

內
大
勞

中
衝

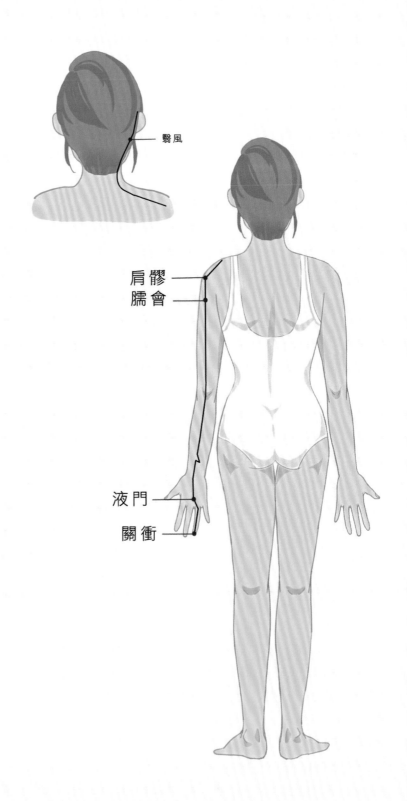

三焦經

關衝至絲竹空穴（手臂外側經絡、頭部耳廓外經絡）◎疑難雜正理三焦

翳風

肩髎
臑會

液門

關衝

膽經

瞳子髎至足竅陰（腿外側經絡、腋下、腰部經絡、頭部經絡）◎結節腫瘤通膽經

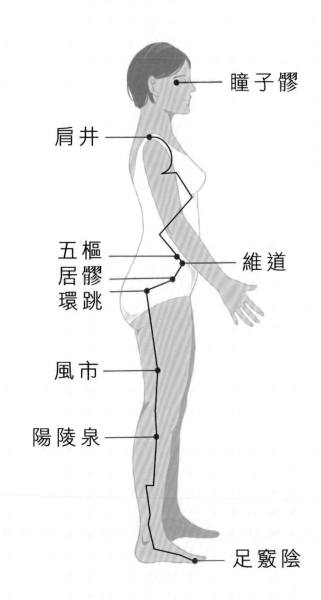

瞳子髎

肩井

五樞　維道
居髎
環跳

風市

陽陵泉

足竅陰

肝經

大敦至章門（腿內側經絡）◎情志抑鬱舒肝經

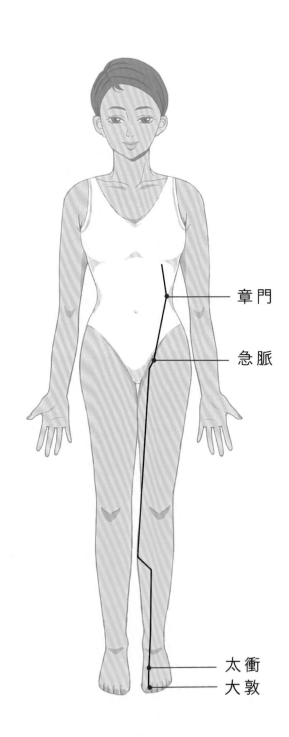

章 門

急 脈

太 衝
大 敦

督脈

又稱為「陽脈之海」。由水溝至背後之長強（背部正中線上經絡）◎虛寒怕冷溫督脈

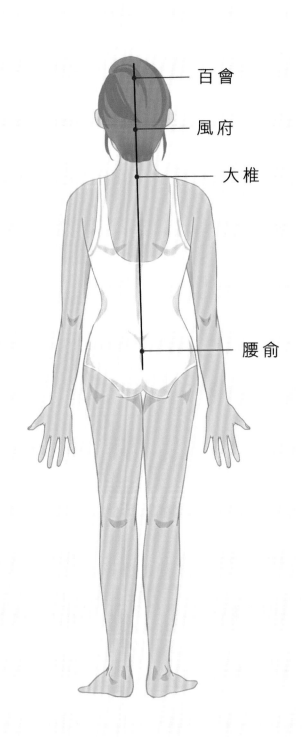

百會

風府

大椎

腰俞

任脈

又稱為「陰脈之海」。由會因至承漿（胸腹正中線經絡）◎ 體弱多病灸任脈

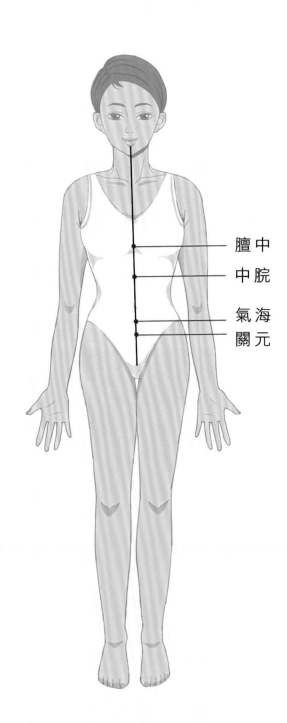

膻中　中脘

中脘　海元

氣海

關元

體驗經穴指壓療法

　　經穴療法的手法分為：摩、推與按、壓。

摩、推：在經絡循行路徑上推摩，推時只要配合吸氣即可。
按、壓：用指尖或指掌，節奏地一起一落，按壓在穴道上，此動
　　　　　作要配合呼氣的時候，動作一定要緩慢輕巧。

　　施行經穴指壓療法時，應循經穴線路及穴道做有節奏的施壓，
其所用力道要以全身做配合，通常以 3 ～ 5 公斤之力道為佳。
　　若幫他人施行經穴指壓療法，注意壓時緩緩吐氣，放鬆時吸氣，
施者與受者的呼吸要一致，施者保持精神安定，才能消除受壓者
緊張情緒。

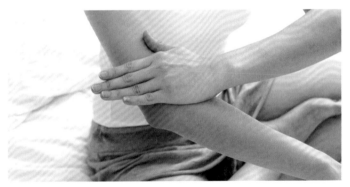

摩、推：在經絡循行路徑上推摩。

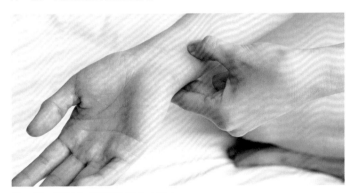

按、壓：用指尖或指掌按壓在穴道上。

單手拇指壓法

以右手或左手之拇指輔貼於皮膚，其他四指亦為輔
力，同時對正穴點漸加壓力，至身體感到舒服就不再
施加壓力，此為壓的要領。
適用：頭部、手足膝關節經穴之自我按壓。

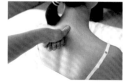 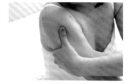

雙手拇指壓法

以左右手拇指雙併，其餘四指支撐為輔力，再以兩拇
指間同時施力加壓。
適用：幫他人背脊、腳底、腹部等之按壓，或用自己
雙手幫自己按摩指壓法。

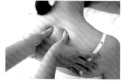

三指壓法

用食指、中指、無名指進行按壓的方法。
適用：臉部、頸部及胸腹部的自我按壓法。

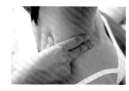 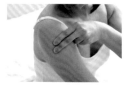

以下對象要特別注意！

- 空腹或飽腹時均要避免施壓，應在飯後一小
  時之後才可施治。
- 極度虛弱或剛動完手術者，應避免施予指壓
  療法。
- 飲酒後避免施予重壓。
- 六歲以下兒童不可過度施壓，可用輕撫方式
  代替。

6-5

歐美的淋巴按摩

淋巴組織遍布全身,就像人體的防護戰隊,能過濾入侵的病毒與細菌,而淋巴按摩就是沿著淋巴管的位置推揉,幫助淋巴系統循環順暢,讓身體機能更完善。

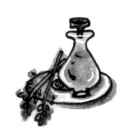

淋巴按摩，也被稱為淋巴引流或手動淋巴引流，早年運用在西方醫療體系中，特別適用於手術後的局部血腫或是淋巴水腫，幫助因手術後產生的流體積累淋巴結而發生的淋巴水腫。後來民間各種醫療、替代療法皆因療效顯著，又沒有侵入性傷害而大力推行此按摩法，並發展出加油按摩，以輕撫、揉捏、壓迫、扣打等手勢進行，一般稱之油壓式療法。藉此物理性療法，來消除體液阻滯及皮下水腫情況，最多用於四肢、腹部、腋下等淋巴結分布密集的區域按摩。

認識淋巴系統的構造

淋巴球、淋巴液、淋巴管、淋巴結總稱為「淋巴系統」。淋巴系統是一種單方向運送系統，由淋巴管和淋巴結所構成，並由淋巴液穿梭期間。

淋巴液、淋巴管、淋巴結

淋巴液是種無色或是呈淡黃色的液體，成份與組織液相同，因是由血液經微血管所滲出來的，所以不含紅血球，蛋白質為淋巴的主要成分，佔血液中 1/4 含量。

淋巴管為一端封閉，一端開口於靜脈的管子，封閉的一端，稱為微淋巴管，整個淋巴管是由淋巴毛細管開始漸次的變粗，分布於全身（無血管的組織、中樞神經、脾臟、骨髓例外）。微淋巴管匯流後，進入較大的淋巴管，不斷的將老舊的廢物運送到淋巴結（淋巴液匯集處）裡。

淋巴結把過濾老舊廢物後的淋巴液再送回體內循環。最後所有的淋巴管進入兩條主要的淋巴總管──胸管、右淋巴管，再注入靜脈，平均每天可引流 4 公升的淋巴回靜脈。

淋巴的推進力量

血液是由心臟壓出來的，但淋巴的推進力量並不是來自心臟，而是來自肌肉的收縮與呼吸的壓力。當骨骼肌交替收縮與舒鬆時，即會壓迫淋巴液向前。淋巴液在淋巴管壁內的平均流速為每分鐘 1 ～ 2 cc，會隨著組織液壓與運動量而異，增加組織液量會導致淋巴液製造的量增加，所以增加身體的運動可幫助淋巴液的流動更為快速。

這樣做，維持淋巴正常循環

如果長時間維持同一個姿勢，就會造成淋巴液滯留。為使淋巴循環維持正常運作，應避免久坐、保持規律運動，特別是增加呼吸功能的運動，如：擴張呼吸運動，在胸管位置上造成的壓力會加速淋巴液的輸送。用冷熱不同水溫淋浴，也會因造成心跳頻率和皮膚溫度的不同，有利於淋巴液的輸送及流動。

淋巴組織遍佈全身

事實上，人體只要有微血管之處（特別是皮膚及黏膜上）就有淋巴管。據統計，沿著淋巴管道的淋巴結，無論是位於表層或深層，總數約有 700 個之多，全身的器官如消化道、呼吸道、尿道、生殖道，都有淋巴組織聚集，在身體的特定部位，也有一些淋巴小結形成。其中又以位於頸部、腋窩及腹股溝的數量最多。

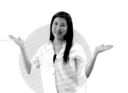

當淋巴循環不暢時，會產生以下症狀

- 皮膚較以往鬆弛，有時亦呈現浮垮的水腫現象。經過擠壓，局部便會呈現所謂「橘皮」。
- 皮膚的結構改變，該部位的活動變得較笨重而不靈活，局部更會感到壓迫感。
- 皮膚的溫度會較正常皮膚冰冷。膚色會變得蒼白、黯淡或變黃。
- 皮膚的敏感度會改變，在提舉時　會感到疼痛。

重要淋巴結分布位置

　　淋巴結主要功能為過濾來自深層或淺層淋巴管的淋巴液，當身體某部位發炎時，靠近患部的淋巴結即會腫大，這時淋巴結中的淋巴細胞會製造抗體，以抑制入侵細菌及病毒增生。此外，淋巴結可過濾其他器官轉移的癌細胞。但這種過濾功能無法將各種癌細胞完全殺死或吞噬，因此，癌細胞往往經由淋巴管散布到身體其他部位。

　　藉由這些分布在身體各處的淋巴結，才使得進行淋巴排泄按摩時，得以將這些攜帶廢物的淋巴液排入淋巴結內，進行轉換功能。依淋巴結的分布位置，可分為：

頭頸淋巴結：
主要引流頭部與頸部淋巴結的為「頸深淋巴結」，位置由顱底至頸根部沿著頸內靜脈形成一串。

上肢淋巴結：
上肢最重要的淋巴結群位於腋下，過濾來自上肢與乳房的淋巴。

胸部淋巴結：
胸部淋巴結位於胸腔內、肋骨間，與胸前淋巴結一起過濾來自胸壁的淋巴。

腹部淋巴結：
某些腹部深淋巴結沿著主動脈與其主要支流形成鏈狀排列，例如：腹腔淋巴結沿著腹腔動脈，過濾來自胃與脾臟、部分肝與胰臟及十二指腸的淋巴。

骨盆淋巴結：
主要過濾來自骨盆器官、會陰、臀部與骨盆腔後壁的淋巴。

下肢淋巴結：
在下肢最重要的淋巴為淺曾與深層腹股溝淋巴結，位於腹股溝區，主要過濾來自下肢、外陰部、會陰與臀部淋巴，然後向上至髂外淋巴結。

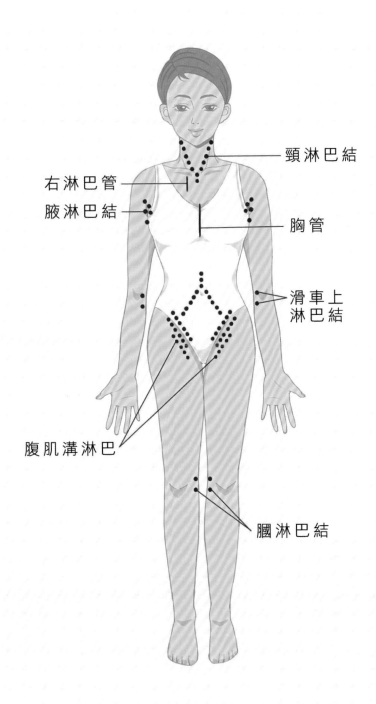

頸淋巴結

右淋巴管

腋淋巴結

胸管

滑車上
淋巴結

腹肌溝淋巴

膕淋巴結

淋巴按摩的原理

　　淋巴按摩就是沿著淋巴管的位置往心臟的方向按摩，通常從人體的末稍開始，藉由輕輕地揉推淋巴系統的結構，使累積的淋巴液調流動順暢。

　　淋巴引流很溫柔，不會感到疼痛，也沒有刺激作用。一個療程約 2 至 4 個星期，每週 4 至 5 次，一次 45 到 60 分鐘。

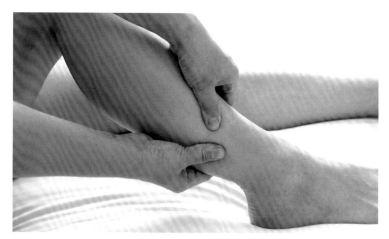

淋巴按摩就是沿著淋巴管的位置，從人體末稍往心臟方向按摩。

進行淋巴按摩要注意的事情

- 讓身體完全放鬆！按摩前選擇舒適的環境和適當的姿勢以放鬆肌肉，此點相當重要。
- 若身上已有明顯的水腫症狀、皮膚感染或接受特殊醫療時，不建議作淋巴按摩。
- 若於按摩時發現淋巴結腫脹或有疼痛感應立即停止動作。
- 按摩力道需輕、緩，因淋巴組織位於皮膚表層處，過當將導致毛細血管網路受損。
- 按摩的節奏可以一次三秒鐘的頻率，符合淋巴管正常收縮的頻率。

淋巴按摩的手勢

輕撫

淋巴按摩中最常用的一種手法。藉由刺激皮膚以促進新陳代謝。根據按摩的部位，可以用手掌或手指配合不同的力度輕輕摩擦皮膚表面，來改善淋巴及血液循環。注意在摩擦的時候要力度適中，不能太大。

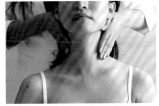
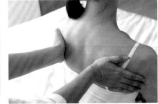

揉捏

左右手以逆時針揉捏，或是用手指畫圈的按摩手法。這種手法可以對肌肉造成刺激，對於減少皮下脂肪特別有效。雙手裹住按摩部位，像擰乾毛巾般的錯位揉捏方式同樣也屬於揉捏法的一種，多見於腿部按摩。

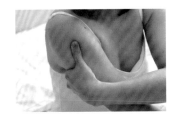

壓迫

壓迫法與經絡和穴位的按摩手法雷同，可以促進淋巴、血液，甚至是「氣」的循環，對改善體寒和水腫非常有效。按摩的時候要求力度適中，一次按壓，時間控制在 3～5 秒，然後再一邊吸氣一邊鬆開。

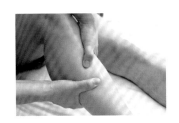

扣打

扣打法的要領在於保持手腕柔軟，以一定的節奏左右交互連續對部位進行敲打。手掌、拳頭、手指均可以進行扣打。這種手法主要用於促進血液循環，提高肌肉彈性，並有不錯的緊緻、收斂效果。

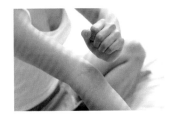

Chapter 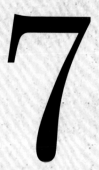 7

塗敷、泡澡、按摩、嗅聞

最實用的
日常芳療提案 Q&A

近年來有愈來愈多人遠離化學，重返最天然的花草生活！來自植物的芳香精華油，成為日常中美容、護髮、清潔、抒壓、護理的自然保養法。經複雜程序萃取而來的精油，從簡單滴在面紙上自然聞香，到搭配按摩穴道調理身心，運用超乎想像中便利與廣闊！

7-1

女生 vs 婦幼大小事

女生從月信初來、懷孕、生子到照顧寶寶，身心靈隨著荷爾蒙不斷地發生改變，有時喜悅有時煩惱。生理期來臨意味女孩變成女人，但月經前後也常帶來不適，有時私密部位還會因為環境濕熱而發癢。從懷孕到生養也是一段不容易的過程：害喜、脹氣如何緩解？妊娠紋、水腫如何消除？寶寶生病了怎麼照顧？⋯本篇收錄婦幼常見的問題，推薦最實用的芳療祕訣！

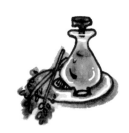

女生的私密困擾

Q1 如何改善陰部感染搔癢？

你也常為了陰道搔癢而傷腦筋嗎？臨床上常看到很多人陰道內反覆感染，嚴重時吃藥或塞劑，治療個幾天好了，但隔了一陣子又犯了，只好同一個療程從頭再來過。就醫檢查也沒太大問題，就是黴菌感染。其實這跟體質有很大關係，一般在中醫理論中，體內濕氣重的人特別容易感覺陰部老是有黏膩、搔癢感，有時白帶也會異常增多，這種反反覆覆、似感染又似荷爾蒙刺激的情形，該怎麼辦呢？

抗菌隨身噴霧

配方

搭配 1

純露：茶樹 50cc（用噴瓶裝）

精油：薰衣草 5💧＋廣藿香 5💧＋茶樹 5💧

搭配 2

純露：薰衣草 50cc（用噴瓶裝）

精油：馬鬱蘭 5💧＋廣藿香 5💧＋薄荷 5💧

作法

每次上完廁所後，直接噴於會陰部，隨時保持清爽與衛生，使用前需先搖一搖再噴出。

局部坐浴

配方

搭配 1

精油：薰衣草 3💧＋廣藿香 2💧＋茶樹 3💧

搭配 2

精油：馬鬱蘭 3💧＋廣藿香 3💧＋薄荷 3💧

作法

將配方倒入小盆內，再沖入適量溫水，進行局部的坐浴浸泡，以清潔及抗菌，每天進行約 10 ～ 15 分鐘。不是太嚴重者，每週 2 ～ 3 次即可。一般來說，坐浴 2 ～ 3 次即有明顯改善。

衣物清潔

配方

精油：茶樹或玫瑰天竺葵 5💧

作法

平時清洗內衣褲時，在最後一道清水沖洗過程滴入，能有效消除內衣物的黴菌，同時也帶來淡淡的植物清香。

Nico 小提醒

🚫 女生的會陰部是最柔嫩的部位，千萬不可直接將精油滴在內褲上，以免刺激造成黏膜損傷。

Q2 如何改善陰部摩擦不適？

女性會陰部皮膚，包括陰阜、大小陰唇、陰蒂、前庭部、尿道口、陰道、會陰聯合、肛門與肛門周圍的區域，因為經常受汗液、陰道分泌物、經血、尿液和糞便的影響，使得會陰皮膚較為濕熱，容易滋生黴菌，引起細菌入侵，造成會陰皮膚發炎。

另外，皮膚本身的疾病如異位性皮膚炎、免疫性疾病也會造成陰部受傷，有些則是因為搔癢，抓扒搓揉引起繼發性的皮膚傷害，或是清潔劑使用不當使得皮膚乾燥，以及衛生棉及內褲的摩擦而造成破皮等感染。會陰皮膚的不適大多源於此，需要正確的照護。

坐浴

配方

搭配 1

精油：百里香 4💧＋天竺葵 3💧＋馬鬱蘭 3💧

搭配 2

精油：茶樹 4💧＋天竺葵 3💧＋薄荷 3💧

作法

陰道出現輕微的灼熱疼痛感時，藉由坐浴或泡澡 15 ～ 20 分，來加強陰部的抗菌力。

衣物清潔

配方

精油：百里香、迷迭香、茶樹、馬鬱蘭、杜松莓

作法

將衣服清洗好後，任選上述一款精油 4 ～ 5💧，加入清水浸泡約 30 分鐘，可帶來抗菌防霉的功效。

塗抹止癢抗菌油

配方

搭配 1

基底油：甜杏仁油 5cc

精　油：羅馬洋甘菊 3💧＋薰衣草 2💧＋薄荷 1💧

搭配 2

基底油：葡萄籽油 5cc

精　油：茶樹 3💧＋廣藿香 2💧＋薄荷 1💧

作法

當陰道皮膚因摩擦而造成破皮搔癢，可塗抹於會陰部位，增加抗菌力，並減少黏膜間的摩擦所造成的傷害。

Nico 小提醒

對於經常復發，或會陰部分泌物不足的乾癢，在會陰止癢抗菌油的配方中，可將薰衣草代換成廣藿香。

生理期救星

Q3 如何克服「經前緊張症候群」？

女人的一生幾乎都跟著每個月的生理週期在起舞，來的時候身體虛弱，不來的時候心情煩躁。許多女性都曾經在月經來潮前幾天，情緒反覆起伏、容易生氣且多愁善感，伴隨頭痛、失眠、下腹部腫脹、乳房脹痛、腹脹、便祕等症狀。全身不對勁，這就是「經前緊張症候群」。

「經前緊張症候群」主因是黃體素分泌不足，造成內分泌失衡，導致體內鈉、水滯留，而使得全身組織在經期前引發水腫，導致各種情緒問題。而且有經前緊張症候群的女性中，通常 80% 會有經痛的困擾，甚至罹患子宮內膜異位的機率也較高，應好好調理。

以下做法教你輕鬆度過每個月，即使生理期來也心情愉快，笑臉迎人。

按摩

配方
基礎油：月見草油 3cc ＋荷荷芭油 5cc
精　　油：玫瑰 5 💧＋天竺葵 3 💧

作法
每晚睡前平躺，將膝蓋屈起，塗一些按摩油於肚臍以下腹部，進行緩慢的環型按摩，範圍由兩側卵巢至骨盆腔、恥骨位置。

腿部按摩穴道

三陰交穴
位於小腿內側，腳踝骨向上約四指寬度處。按摩有助於強化女性的內生殖系統與性荷爾蒙分泌正常化。

照海穴
位在腳內側踝骨下方，按摩此穴有助於調節卵巢的分泌，強化卵巢功能。

太溪穴
位在內側腳踝骨的後側，按壓此穴道，有助於加強子宮的血液循環，幫助子宮收縮。

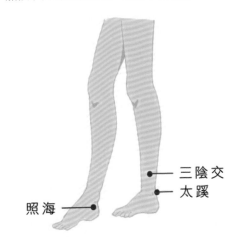

三陰交
太蹊
照海

按摩示範影片

Q4 如何排淨經血？

經期拖長、不易排出經血都是由於子宮收縮不好，有時還會造成經血量大、經痛的問題。所以平時應加強子宮的溫暖，恢復子宮的收縮活力。經期間使用天竺葵、薑、肉桂進行按摩，可幫助子宮收縮，使經血排出順暢。

按摩

配方

搭配 1

基底油：甜杏仁油 5cc ＋月見草油 15 🌢

精　油：天竺葵 2 🌢＋薑（或肉桂）3 🌢

搭配 2

基底油：葡萄籽油 5cc

精　油：月見草油 15 🌢＋牡荊 5 🌢＋天竺葵 1 🌢

作法

多按摩下腹部可以改善。經前和經期皆適用。

1. 肚臍以下，環形按摩。

2. 兩手環腰左右來回，環繞按摩整個腰腹。

Q5 月經量過多如何調養？

通常月經量過多，或經血拖延時間過長，一部分與女性荷爾蒙分泌不平衡有關，一部分與子宮本身器質性因素有關。茴香、玫瑰天竺葵、迷迭香精油可透過對雌激素的刺激，來抑制黃體激素，緩解行經量過多的問題。如果有類似情形，在排除子宮肌瘤的可能性之後，就可以試著用此類精油來調理，加以按摩來排除胞宮的瘀阻。

按摩

配方

基底油：甜杏仁油 10cc

精　油：迷迭香 3 🌢＋快樂鼠尾草 3 🌢＋茴香 1 🌢

作法

多按摩下腹部可以改善。

在月經來的前 7 天，每晚睡前按摩下腹部卵巢位置和後腰部。

Q6 想改善生理期發冷

　　玫瑰天竺葵的皮下熱身效果非常好，僅次於薑。建議女生用在下腹部的按摩，對於長期坐辦公桌缺乏運動的上班族，能活絡子宮、卵巢的血液循環，預防俗稱的「子宮寒」，還可順暢子宮的排空與卵巢的雌激素分泌。用來泡澡或是按摩，很快的就會感受到全身的血液循環活絡起來，也比較不怕冷。

泡澡

配方

搭配 1

精油：玫瑰天竺葵 5 💧＋安古薰衣草 1 ～ 2 💧

搭配 2

精油：薑 5 💧＋佛手柑 5 💧

作法

將配方加入浴缸，泡澡約 15 ～ 20 分，在暖身之餘可以緩和子宮的收縮。

按摩

配方

搭配 1

基底油：甜杏仁油 10cc

精　油：玫瑰天竺葵 5 ～ 8 💧

搭配 2

基底油：葡萄籽油 10cc

精　油：天竺葵 3 💧＋薑 3 💧

作法

按摩肚臍下三指至鼠蹊部。

Q7 讓生理週期恢復正常規律

女人的正常生理週期大約在 28-32 天，根據個人體質寒熱虛實，時間有長有短，但大多會維持在一個恆定值。如果月經週期有時短到十幾天來一次，或是長到四十幾天才來一次，意味著體內的雌激素和內分泌出現問題。內分泌出現問題，輕則容易導致肌膚老化，嚴重可能會導致整體內分泌失調，不可輕忽。

Nico 小提醒

玫瑰、香蜂草、馬鬱蘭、快樂鼠尾草、薰衣草、羅馬洋甘菊等精油，都對於女性生理順暢相當有幫助。而且這幾種精油的安全度很高，只要濃度控制在 5%以下，都可以混和搭配應用。

按摩

配方

搭配 1

基底油：月見草油 3cc ＋甜杏仁油 7cc
精　油：玫瑰天竺葵 3💧＋玫瑰 3💧

搭配 2

基底油：月見草油 3cc ＋甜杏仁油 7cc
精　油：玫瑰天竺葵 3💧＋香蜂草 2💧＋馬鬱蘭 2💧

搭配 3

基底油：月見草油 3cc ＋甜杏仁油 7cc
精　油：玫瑰天竺葵 3💧＋快樂鼠尾草 2💧＋薰衣草 2💧

作法

在經期及非經期，按摩於下腹部。
1. 肚臍以下，環形按摩。
2. 兩手環腰左右來回，環繞按摩整個腰腹。

準媽咪好好孕

Q8 有幫助「好孕」的祕訣嗎？

生殖功能的調節屬於肝經脈，可選擇益肝助腎的精油，如玫瑰、玫瑰天竺葵、薰衣草。有些精油還能促進卵巢的功能、增進黃體素分泌！

按摩

搭配 1

基底油：葡萄籽油（或甜杏仁油）10cc

精　油：依蘭 2💧＋茉莉 3💧

作法

每晚環型按摩於下腹部，具有助性與助孕效果。

搭配 2

基底油：甜杏仁油 10cc

精　油：茉莉 5💧＋依蘭 5💧

作法

適合壓力大而導致卵子或精子品質不良者，能提高受孕成功率。按摩腳底湧泉穴與小腿內側（足內踝上，一直到膝蓋，整個肝脾腎經脈上）。

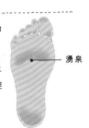
湧泉

滴於枕頭擴香

配方

精油：依蘭 2💧＋薰衣草 2💧

作法

如有失眠、晚睡的情況，最容易影響精蟲品質，不妨將上述配方滴在枕頭上，讓自己能放鬆睡個好覺。

泡澡

配方

精油：玫瑰天竺葵、薰衣草、檀香、依蘭

作法

以上配方任選兩種搭配，總數 5～8 滴，滴於浴缸，一次泡澡時間約 15～20 分，可以促進女生血液循環，有利受孕。

> **Nico 小提醒**
>
> 🚫男生不宜高溫泡澡，以免影響精蟲的活動力。如果你已是準媽媽，其實一整個懷孕期都可以泡澡，但是要注意水溫，懷孕後不可超過 37℃。如果泡澡水溫過高，就有可能影響子宮內的胎兒。

擴香

配方

精油：玫瑰天竺葵、薰衣草、檀香、依蘭

作法

調配上述配方擴香，有助平穩神經系統，自然身體的荷爾蒙也能慢慢協調，對夫妻二人都有不錯的幫助喔！

> **Nico 小提醒**
>
> 依蘭、茉莉、玫瑰、天竺葵這幾款味道都比較濃，擴香時一次滴入少量就很持久，不要用太多，以免過於濃郁，干擾神經系統！

Q9 孕期失眠有哪些安全又好用的精油？

孕婦失眠有時是因為身心壓力，以及孕期諸多生理改變而引起不適，這對需要穩定作息，充分休養，穩固好胎兒的孕婦來說真是困擾！如果擔心某些安眠類精油不適合孕婦使用，以下推薦一些完全無懷孕顧慮的精油供選擇。

擴香

配方

搭配 1　橙花＋薰衣草

搭配 2　佛手柑

作法

負離子擴香器最能擴散均勻，如果使用自然擴香法及加熱薰香法，配方濃度需要增加。

白天可以在室內大範圍使用，或放在臥房，但不要刻意放在靠床頭的位置。

睡前於房間內擴香，入睡時關掉，避免味道過於濃郁。

Nico 小提醒

有時失眠來自於情緒的憂鬱，最佳也最安全的抗憂鬱精油，當屬「佛手柑」，可放心使用。

熱敷

配方

搭配 1

精油：薰衣草 3💧＋佛手柑 2💧

搭配 2

精油：薑 3💧＋甜橙 3💧

作法

加入熱水中，用毛巾浸泡，擰乾後熱敷於後頸及眼部，有助放鬆入眠。

足浴

配方

精油：薑、薰衣草、苦橙葉、羅馬洋甘菊、佛手柑

作法

睡前準備臉盆裝熱水，任選上述 1 種精油，滴入 5 ～ 6 滴泡腳。

Q10 改善孕期的反胃、害喜、脹氣

懷孕初期（6～12週），許多孕婦會反胃、害喜、沒胃口，甚至吐到擔心腹中的胎兒會缺乏營養，連食道都有燒灼感！

塗抹腹部

配方

基底油：葡萄籽油 5cc
精　油：薄荷 1～2 💧

作法

用少許純薄荷精油，不需稀釋，抹在肚臍周圍，有助消除脹氣，改善懷孕期腸胃不適。

擴香

配方

精油：葡萄柚、佛手柑、檸檬、歐薄荷

作法

選擇上述精油擴香，或是滴在面紙上用於口鼻聞香，可緩和腸胃道的噁心、脹氣感。這些果類精油都比較好代謝，且有酸甜的陽光感，能一掃懷孕初期的不適與焦慮。其中薄荷＋葡萄柚精油尤可幫助代謝，幫助消化，避免產氣。

Q11 如何消除妊娠紋？

懷孕中期（16～28週）隨著腹中的胎兒愈來愈茁壯，腹部也開始隆起，皮膚因被快速撐大，而漸漸出現妊娠紋，並伴隨局部的搔癢感。改善配方以甜杏仁油搭配玫瑰果油效果最佳，精油以葡萄柚加上橙花，比例1%即可。先調起100cc基礎油再加入精油，每天按摩肚皮，這樣的濃度既安全，並可達到淡化、避免妊娠紋的效果！

按摩

配方

基底油：甜杏仁油 90cc ＋玫瑰果油 10cc
精　油：葡萄柚 1 💧 ＋橙花 10 💧

作法

先使用德國洋甘菊純露擦拭止癢後，再以按摩油按摩腹部至大腿。

Q12 腿部水腫怎麼辦？

懷孕期由於膨大的子宮壓迫，阻礙了下肢淋巴及血液的回流，容易造成腿部水腫，建議平常穿好走不會造成壓力的平底鞋，休息時可將下肢抬高，最好還能每晚稍加按摩。

按摩

配方

搭配 1

基底油：甜杏仁油 10cc
精　油：絲柏 2 ＋葡萄柚 4

搭配 2

基底油：甜杏仁油 10cc
精　油：葡萄柚 3 ＋薰衣草 3

作法

----

1. 把腳抬到椅子上，或是與心臟差不多高的位置。
2. 運用按摩配方，由下往上按摩，由腳踝按摩至膝蓋，由膝蓋按摩至大腿髖關節。
3. 按摩後將腿抬高，或將腿抬起坐空中踩腳踏車的動作，幫助末梢血液及淋巴的回流，預防下肢水腫及靜脈曲張。
4. 冬天在按摩後最好能穿上襪子保暖。

Q13 坐月子期間如何排淨惡露？

在產後胎盤與子宮剝離後，陰道會排出混合了子宮出血、胎盤碎片、胎膜、蛻膜、子宮及子宮頸的分泌物，稱為「惡露」。子宮收縮會加速這些惡露的排出，這時能加以按摩促進惡露出盡，加速子宮的復原。

Nico 小提醒

🚫有哺乳者，乳房按摩不可加入精油，單純用基底油按摩即可！其他部位的精油按摩以每天一次為限。每日室內精油擴香，則以兩小時為限。

按摩

配方

基底油：甜杏仁油（或葡萄籽油）10cc
精　油：玫瑰天竺葵 3 ＋葡萄柚 3 ＋迷迭香 3 ＋薰衣草 3

作法

環型按摩下腹部，可促進子宮收縮，排出惡露，恢復子宮卵巢機能。

小寶貝安心照護

Q14 寶寶尿布疹該怎麼處理？

寶寶長期包著尿布，如果爸爸媽媽沒有勤更換，就容易讓脆弱的皮膚與悶熱的尿布長時間接觸，造成屁屁發紅、甚至破皮發炎。發現寶寶有尿布疹時，不用採取激烈的治療，適度的乾爽及抗菌，讓皮膚透氣最重要。

塗抹患部

配方

搭配 1

蘆薈凝膠（正發紅、灼痛甚至已經有流湯（滲疽）現象時使用）

搭配 2

基底油：甜杏仁油 20cc ＋月見草油 10cc

精　　油：廣藿香 10💧＋薰衣草 5💧

搭配 3

基底油：甜杏仁油 20cc

精　　油：洋甘菊 5💧＋廣藿香 5💧

作法

尿布疹初發之時，皮膚容易紅、腫、癢，這時使用天然的蘆薈凝膠即可，待皮膚的紅、腫、熱、痛、破皮的現象稍有結痂，再使用搭配 2 按摩油來塗抹屁股，做好抗菌與維持皮膚的完整性。

Q15 小朋友長水痘怎麼辦？

水痘為水痘帶狀皰疹病毒引起之傳染性疾病，初期皮膚會有紅疹出現，前 1 至 2 天會有輕微發燒及水泡型紅疹，這時皮膚會又痛、又癢，但千萬不可去刺激皮膚，也千萬別擦任何的精油或藥物在紅疹水泡處。

Nico 小提醒

🚫 水痘的處理不建議使用精油，以免過於刺激，對於水痘疤痕的癒合反而起反效果。

濕敷

配方

純露：冰過的德國洋甘菊純露、薰衣草純露

作法

水痘處發癢處，可將純露冰過後用化妝棉沾濕，濕貼在患部，紓緩疼痛及不適。

Q16 小朋友起痱子了！

每到夏天，小孩的背部、脖子、腋下常會出現一粒一粒的小紅疹，這是因為幼兒汗腺發育尚未完全，一旦遇到天氣炎熱，體內排汗量過多，便會造成局部的汗腺阻塞現象。由於這種痱子既癢又濕黏，常常惹得孩子情緒不穩、哭鬧不安，且容易去抓傷，形成潰瘍，所以必須特別注意。

Nico 小提醒

長痱子適用的配方有：

① 薰衣草純露：
　 清涼降溫的薰衣草純露，能提供皮膚抗菌能力，並保持肌膚的清爽。

② 薰衣草精油：
　 抑菌、止癢，可保持肌膚乾爽。

③ 德國洋甘菊精油：
　 抗炎止癢，消除腫痛兼具皮膚保濕。

④ 廣藿香精油：
　 止癢、消炎。

泡澡

配方

搭配 1

精油：薰衣草 1💧＋德國洋甘菊 1💧

搭配 2

精油：薰衣草 2💧＋廣藿香 3💧

作法

加入洗澡水中泡澡，並在沐浴後，用薰衣草純露或是德國洋甘菊純露，直接塗抹在長痱子的部位，可有效止癢、保持乾爽。

按摩

配方

搭配 1

基底油：甜杏仁油 5cc

精　油：薰衣草 1💧＋德國洋甘菊 1💧＋廣藿香 1💧

搭配 2

基底油：甜杏仁油 10cc

精　油：綠花白千層 2💧＋德國洋甘菊 2💧＋薄荷 1💧

作法

塗抹在背部及前胸容易長痱子的部位即可，可針對肺經脈進行按摩，按摩後使用熱毛巾拍乾，再拍上爽身粉，保持乾爽。

Q17 如何紓緩寶寶夜咳症狀？

寶寶夜晚咳嗽的原因有很多，可能是由於抵抗力較差，或是因為早晚溫差大，有時是潮濕的空氣中夾雜著塵蟎，而造成呼吸道的敏感，也有可能是感冒所致。

擴香淨化空氣

配方

搭配 1

精油：薰衣草 5 ＋茶樹 5

搭配 2

精油：尤加利 5 ＋佛手柑 5

作法

建議室內常常使用負離子擴香器，具有淨化空氣效果，也能收斂呼吸道的刺激性，並降低室內細菌，防止家中成員的交互感染。

Nico 小提醒

上述兩款配方也可以使用尤加利、絲柏、羅文沙葉、乳香、雪松代替。

按摩

配方

基底油：甜杏仁油 10cc ＋月見草油 10

精　油：薰衣草 3 ＋安息香 2

作法

按摩寶寶的後頸部到兩側肩胛骨之間的脊椎兩旁、胸前，都有緩和咳嗽與支氣管過敏的現象。

泡澡

配方

搭配 1

精油：薰衣草 1 ～ 2

搭配 2

精油：薰衣草 1 ＋佛手柑 1

作法

加入洗澡水中泡澡。寶寶泡澡大約 10 分鐘。

Q18 希望讓哭鬧不安的寶寶平靜下來

寶寶若無生理上的問題，卻總是哭鬧嚴重，一部分原因來自於沒有安全感，精油在此時可需提供足夠安撫與溫暖的味道，讓他有安全感。

Nico 小提醒

◎一歲以下的寶寶，要特別留意精油是否是屬於易代謝的輕分子精油，並且味道不可太嗆鼻，以免傷及腦神經。適合的有：甜橙、檸檬、葡萄柚、茶樹、尤加利、薰衣草。

睡前擴香

配方

搭配 1
精油：薰衣草 3 ◌＋橙花 1 ◌

搭配 2
精油：薰衣草 5 ◌＋佛手柑 5 ◌

作法

最好的用法是使用「負離子擴香器」，可以使味道在空間中擴散較均勻，也不會對寶寶的嗅覺造成過度刺激。上述兩款配方適合寶寶睡覺前使用，柔軟的草味加上香甜高雅的花味，相信小寶寶會喜歡。

滴於枕頭即時安撫

配方

精油：薰衣草＋佛手柑共 1 ～ 2 ◌

作法

滴在寶寶的枕頭上，對於哭鬧、不安的寶寶，能夠快速平緩情緒。

Q19 芳療能幫助幼兒腦力及觸覺發展嗎？

　　許多專家經研究及臨床證明：給嬰兒進行按摩，有利於生長發育、增強免疫力、促進營養的消化和吸收，還能減少嬰兒哭鬧，增加睡眠時間。同時，按摩促進增強親子交流，讓小寶寶更有安全感，發展對人的信任感。心理學研究發現，有過嬰幼兒期撫觸經歷的人，在成長中較少出現攻擊性行為，他們普遍喜愛助人、合群。另有研究表明，按摩可以刺激大腦產生後葉催產素，幫助嬰兒及其父母獲得平和安靜。當然，小 baby 的肌膚幼嫩，需要最天然、低敏感性的配方。

按摩

配方

搭配 1

基底油：甜杏仁油 5cc
精　油：安古薰衣草 1💧

搭配 2

基底油：甜杏仁油 5cc
精　油：薰衣草 1💧＋苦橙葉 1💧

作法

可在寶寶洗澡後與睡前進行，按摩步驟為：

1. 將混和均勻的按摩油，倒在媽媽的兩手間摩擦。
2. 將手放在寶寶胸部中央，順著肋骨輪廓向下，往兩旁輕輕推，劃個心型的動作回到中央。
3. 接著輕輕的按摩手和腳。
4. 以固定頻率按摩嬰兒腹部，安撫寶寶入睡。

7-2

美顏養成術
白皙、水嫩、抗老化

精油易穿透皮膚角質層，被皮膚吸收，能夠很好地調整皮膚的整體狀態，包含角質的代換、提高新陳代謝、改善乾油狀態等。自然而然，擁有年輕、白皙的肌膚就不再是夢了！

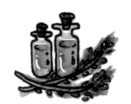

美白｜改善黯沉｜保濕｜抗痘控油｜抗老化｜淡斑｜眼部保養｜嘴唇保養｜瘦臉

美白

Q20 希望擁有白皙的肌膚

擁有白皙的肌膚是許多女生的願望，但是常常在努力了整個冬季之後，一經過夏天陽光的洗禮，皮膚就會曬黑，以下方法可以幫助皮膚快點白回來。

Nico 小提醒

花梨木、茉莉、洋甘菊、玫瑰、乳香、胡蘿蔔籽等精油，都有對抗日光，促進基底細胞色素代謝的作用。

按摩後的純露濕敷，選用玫瑰、薰衣草、橙花的柔膚美白效果都不錯。

按摩

配方

基底油：葡萄籽油 5cc ＋玫瑰果油 5cc

精　油：葡萄柚 3💧＋薰衣草 3💧＋橙花 3💧

作法

取適量按摩油稍微在臉上推壓，按摩後將純露沾濕化妝棉，濕敷在臉上 10 分鐘，讓按摩油徹底吸收，再塗上一層清爽又保濕的蘆薈凝膠即可。

每天進行簡單的按摩保養，你會發現美白的速度超乎想像。白天只要再加上防曬乳，抵擋陽光就萬無一失了。

改善黯沉

Q21 身體上的黑色素沉澱該怎麼辦？

曾經有人問我，穿了一陣子的調整型內衣後，發現胸部側邊及腰圍上面都出現了黑色痕跡，怎麼洗也洗不掉，到底是什麼原因呢？你也有類似經驗嗎？

其實那是衣物太緊，造成皮膚的刺激與壓迫，皮膚為了防禦會增厚角質，增加分泌黑色素，久而久之，受刺激的部位就產生了色素沉澱。除了塑型內衣，也常出現在腰部的鬆緊帶部位，不妨調配按摩油來改善！

按摩

配方

搭配 1

基底油：葡萄籽油 10cc

精　油：薰衣草 3💧＋葡萄柚 3💧＋橙花 3💧

搭配 2

基底油：葡萄籽油 10cc

精　油：茉莉 3💧＋薰衣草 3💧＋橙花 3💧

作法

於局部色素沉澱處按摩至吸收，每天 1 ～ 2 次。

Q22 想改善黯沉又偏黃的皮膚！

經年的操勞、熬夜、營養不均衡，易使臉部顯得黯淡，甚至看起來未老先衰。這時可以利用精油來活化皮膚的新陳代謝，增進紅潤，顯得生機勃勃。

Nico 小提醒

薰衣草可以平衡皮膚正常的新陳代謝。玫瑰天竺葵與橙花都有活化肌膚，讓肌膚紅潤的作用。玫瑰天竺葵主要作用為促進血液循環，進而改善黯沉，但是功效比較強，一定要調和基底油才可以接觸皮膚。橙花的主要功效則在於活化肌膚與撫平坑疤。

按摩

配方

搭配 1

基底油：玫瑰果油 5cc
精　油：薰衣草 2💧＋橙花 2💧

搭配 2

基底油：甜杏仁油 5cc ＋玫瑰果油 5cc
精　油：玫瑰天竺葵 4💧＋橙花 6💧

作法

早晚清潔皮膚後，按摩臉部，每次 1 分鐘即可。按摩後再進行一般的保養程序即可。

保濕

Q23 乾性皮膚的保養

乾性皮膚雖然不會有出油及毛孔粗大的問題，但因為皮膚乾燥，容易顯得黯沉、蠟黃沒有生氣，也會比一般皮膚提早產生細紋。有的人還會伴隨著季節性的過敏，一到冬天就會乾裂發癢，甚至發痛，令人不堪其擾。

保濕塗抹

配方

基底油：甜杏仁油 10cc ＋月見草油 5cc
精　油：乳香 5💧＋檀香 5💧（也可等比取代以：
　　　　玫瑰、乳香）

作法

皮膚表面的基本保濕塗抹是一定要的，但重點是要能吸收！在每天洗澡後，趁著身上毛孔張開且還留有水珠時，快速的將按摩油塗抹身體四肢及腰腹部，使油水混合至吸收，之後再將多餘的水分、油脂拍乾，特別是手腳乾燥處，特別能達到基礎的角質補水效果。

Q24 秋冬如何鎖水保濕？

秋冬的皮膚總像是喝不飽水似的，什麼樣的保濕產品都用了，還是會容易出現乾燥起屑，有時太陽一曬兩頰就紅通通的發癢，一副又快要過敏的樣子該怎麼辦？

卸妝清潔

配方

搭配 1

基底油：葡萄籽油 10cc

精　油：葡萄柚 1💧＋薰衣草 1💧

搭配 2

基底油：葡萄籽油 10cc

精　油：葡萄柚 1💧＋迷迭香 1💧

作法

1. 取適量卸妝油倒在手掌心，使用量必須多一點，讓卸妝油充分浸潤每個毛孔，有效的將毛孔中的油汙、灰塵及殘妝一起溶解。
2. 塗抹一分鐘後，立即用面紙將其擦拭，之後再用洗面乳或洗面皂洗去。

臉部按摩

配方

搭配 1 保濕、彈性、抗氧化、修復紫外線傷害

基底油：甜杏仁油 10cc ＋玫瑰果油 2cc

精　油：橙花 3💧＋乳香 3💧＋胡蘿蔔籽油 2💧

搭配 2 柔白、保濕

基底油：荷荷芭油 10cc

精　油：薰衣草 3💧＋橙花 3💧＋茉莉 3💧

作法

1. 由下巴往左右兩側向上拉提的方向按摩，整個臉部按摩以 1～3 分鐘為宜，切勿超過 3 分鐘，也不可過度反覆的來回搓揉。
2. 按摩後（不洗掉）即可使用玫瑰或橙花純露沾濕化妝棉，濕敷全臉 10 分鐘，立即讓皮膚基底吸飽水，從角質層建立保濕度。

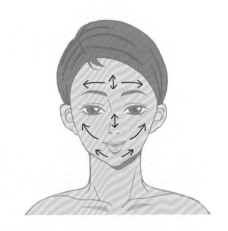

Q25 如何提升戰「痘」力？

茶樹精油被譽為「袪痘仙丹」，而薰衣草精油能快速消滅成熟痘痘、撫平痘疤，而且它們也是少數可以直接塗抹在皮膚上的精油，為女性護膚的好朋友！以下分享幾個好方法。

抗痘面膜

配方

精油：薰衣草 1 🌢

作法

混合在面膜中，敷臉 15 分鐘。能有效預防痘痘復發、淡化痘印、改善痘痘肌膚，對皮膚也較溫和。

點塗患部

配方

搭配 1
精油：薰衣草（或茶樹）1 🌢

搭配 2
精油：薰衣草 10cc ＋茶樹 2 ～ 3 🌢

抗痘控油示範影片

作法

用棉籤沾取少量精油，點塗在嚴重痘痘、痘印的地方，是最簡單直接的方法。但注意量不能太多。

Q26 痘疤該怎麼淡化？

色素沉澱的痘疤其實是最容易解決的，除了白天記得要塗抹防曬產品（尤其是痘疤處），避免日曬，還可以搭配精油點塗與按摩，讓痘疤快快淡去。

點塗患部

配方

精油：薰衣草

作法

剛生成的局部痘疤，可用薰衣草精油沾棉化棒，直接點狀塗抹於肌膚，一天兩次即可。

按摩

配方

基底油：葡萄籽油 7cc ＋玫瑰果油 3cc
精　油：薰衣草 3 🌢＋橙花 3 🌢＋葡萄柚 3 🌢
純　露：玫瑰

作法

局部按摩在有痘疤部位的皮膚。按摩後，用玫瑰純露沾濕化妝棉，局部濕敷 10 分鐘。

Q27 控油、去除粉刺

精油中的有機酸，萜烯的成分，都有很好的控油、去粉刺，改善痘痘型肌膚的效果，只要搭配得當，不過度刺激，都可以為皮膚完整的調理。

Nico 小提醒

適合油性皮膚的精油

檸檬、檸檬香茅、天竺葵這三種精油的收斂、抗菌、控油效果都不錯，建議可相互搭配。檸檬具有美白作用；檸檬香茅雖然有檸檬味，但作用與檸檬截然不同，檸檬香茅可收縮毛孔，但作用很強，與其他精油調配時放最低劑量 1～2 滴即可；天竺葵清潔能力強，對粉刺有控制作用，但是局部熱身的作用強，所以濃度不可太高。

臉部按摩

配方

搭配 1

基底油：葡萄籽油 10cc

精　油：薰衣草 3💧＋葡萄柚 3💧＋天竺葵 3💧＋檸檬香茅 1💧

搭配 2

基底油：葡萄籽油 10cc

精　油：天竺葵 2💧＋絲柏 3💧＋檸檬香茅 1💧（若想達到殺菌作用可再加茶樹 2💧）

作法

1. 塗抹全臉，加強於泛油的 T 字部位，但不可過度搓揉。

2. 塗抹後以茶樹純露、薰衣草純露或金縷梅純露濕敷 10 分鐘，嚴重時可每天晚上進行，保養期每週進行 2～3 次，即可逐漸改善皮膚的出油及粉刺問題。

平滑美肌的按摩穴道

合谷穴

位在大拇指根部與食指交界處的筋上，壓下去時會感到些微疼痛即是。這個穴位與美容關係密切，它除了可以消除青春痘、改善粗糙皮膚，還可以治療鼻塞，改善眼袋的困擾。

曲池穴

位在手肘內側彎曲的部分。按壓時手軸內彎，用拇指按壓手肘內側的骨頭上，會感到有些疼痛，一次約壓 5 秒，兩手各壓 3～5 分鐘。

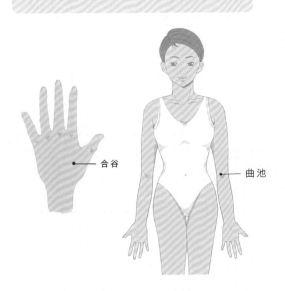

合谷

曲池

許多女生都有毛孔粗大的困擾，讓自己看了都很不舒服，不妨用點精油魔法，調配出縮小毛孔的配方。

Nico 小提醒

天竺葵可以清潔毛孔，緊實肌膚，恢復皮膚彈性，調節女性荷爾蒙分泌，另外還有刺激淋巴系統的功能，是很好的主成分。絲柏可以平衡油脂分泌，去除皮膚上凹凸不平的橘皮組織，功能正好與天竺葵相容互補。

按摩

配方

搭配 1
基底油：葡萄籽油 5cc
精　　油：天竺葵 2＋絲柏 3

搭配 2　較溫和，推薦給初用者
基底油：葡萄籽油 10cc
精　　油：迷迭香 3＋絲柏 3＋薰衣草 4

搭配 3
基底油：葡萄籽油 5cc
精　　油：香桃木 2＋松針 3

搭配 4
基底油：葡萄籽油 5cc
精　　油：檸檬香茅 2＋茶樹 3

作法

由下巴往左右兩側向上拉提的方向按摩，直到皮膚吸收即可。整個臉部按摩以 1～3 分鐘為宜，切勿超過 3 分鐘，也不可過度反覆的來回搓揉。

抗老化

Q29 抗皺芳療法怎麼做？

純天然精油有美容與抗氧化的作用，能刺激皮膚細胞再生，改善淋巴阻塞，防止毒素累積，並幫助廢棄物排出體外，加速循環，讓養分更快傳到真皮層，從而為肌膚注入活力！

按摩

配方

基底油：甜杏仁油

精　油：乳香、快樂鼠尾草、沒藥、茴香、檸檬、橙花、玫瑰、胡蘿蔔籽油、薰衣草、甜橙、廣藿香、迷迭香、玫瑰草、德國洋甘菊、依蘭、黑胡椒、檀香

作法

使用上述任一種精油，與合適的基底油調和稀釋；或是按自身喜好微調，將兩種以上的精油混合在一起，塗抹臉部、身體，也可以在泡澡時使用，自己在家享受芳療 SPA！

臉部抗皺按摩法

1. 搓熱雙手，自前額中央向外拉開，輕輕撫摸，並輕輕按壓，持續 5 分鐘即可。
2. 用食指和中指自眼內眥位置，輕撫至太陽穴位置並輕輕點壓，持續 5 分鐘即可。
3. 同樣以食指和中指自人中位置輕按臉頰淋巴，並輕壓 3 秒。整套動作每天反覆 20 次即可。這樣不僅能淡化法令紋，還可以讓臉色更加紅潤哦！

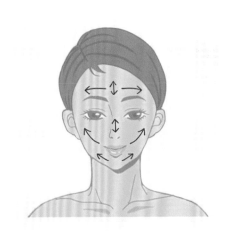

Q30 想維持頸部光滑緊緻！

如果照鏡子稍微留心一下，可能會驚訝的發現：脖子老化的比想像中快很多！脖子總是老得比臉快嗎？因為脖子部位的皮下脂肪較薄，纖維結構含量較少，也較少皮脂腺分泌，如果再加上乾燥、天冷，外在的保養不夠的話，乾燥細紋、暗沉、紋路及過敏膚的情況就會浮現。

Nico 小提醒

🚫 胸頸部位對溫度非常地敏感，切勿使用冷水或溫度過高之熱水接觸。

按摩

配方

保養品：絲蛋白乳霜 50g（或成分單純的保濕乳霜）

精　油：乳香 3💧＋橙花 2💧＋薰衣草 2💧

作法

1. 先以溫和的肌膚清潔產品，進行胸頸部清潔工作。
2. 頸部局部上下按摩 10 分鐘後，立即用溫熱的毛巾局部熱敷，加速按摩油或按摩乳霜吸收，也可以緩和頸部的肌肉僵硬。
3. 按摩後為避免頸部乾燥，可以塗抹絲蛋白乳霜或保濕乳霜。

Q 31 熟齡肌應如何保養？

年過 35 之後，很多女人會發現皮膚不那麼聽使喚了，一般的保養程序也出現無力的現象，三不五時易過敏、冒些小痘痘、膚色不均、T 字部位易出油、皮膚也有點鬆弛、眼下出現動態紋、臉上的痘痘擠掉留下的斑點不那麼容易退了，這些都是熟齡肌的特徵。

按摩

配方

按摩油：葡萄籽油 5cc ＋甜杏仁油 5cc

精　油：薰衣草 3💧＋迷迭香 3💧＋橙花 3💧＋洋甘菊 1💧

作法

按摩全臉，但時間不可超過 3 分鐘，按摩後可直接敷臉，等 15 ～ 20 分鐘後一起洗淨。每週2 ～ 3 次即可。

淡斑

Q32 想淡化斑點！

持之以恆地用精油按摩，可以幫助淡化斑點，並且能很好的調整肌膚細胞代謝。

按摩

配方

搭配 1

基底油：葡萄籽油或玫瑰果油 10cc

精　油：薰衣草 2💧＋橙花 2💧＋葡萄柚 2💧

搭配 2

基底油：葡萄籽油或玫瑰果油 10cc

精　油：花梨木 2💧＋胡蘿蔔籽 2💧＋橙花 2💧

作法

以上兩組配方，比例各是 1：1：1。塗抹於斑點處，推至吸收，按摩後使用玫瑰純露用化妝棉局部濕敷。此配方也可以全臉按摩、全臉濕敷。選擇玫瑰純露濕敷，美白淡斑的效果會更快。

眼部保養

Q33 如何消除黑眼圈？

黑眼圈的形成絕大部分是因為眼睛過度疲勞，造成眼部周圍的血液循環不良，以致黑色素沉澱在眼皮底下。所以通常也會引起眼袋、血絲與眼睛乾澀。這些情形與現代人的作息與習慣有關，如熬夜，日夜顛倒、長時間使用手機與看電腦。建議運用一些能夠促進眼部血液循環的純露及精油，來趕走黑眼圈。

另一種冷熱純露濕敷
法示範影片

濕敷

配方

純露：德國洋甘菊（或金盞花）100cc

精油：薰衣草 2💧＋洋甘菊 2💧

作法

將以上配方混合在深色純露玻璃瓶裡，充分搖晃混合，再放入冰箱冷藏。在睡前、沐浴後、眼睛覺得疲勞時，每次取 2 片化妝棉沾濕，在眼睛上各敷一片，直至棉布不冰後再換一次，如此反覆數次，直至 10 ～ 15 分鐘。每天使用 1 ～ 3 次，二個星期就會有很明顯的改善喔！

眼袋會讓人看起來精神不好，顯老好幾歲，不想當「金魚妹」，可運用精油來進行眼部護理。

濕敷

配方

搭配 1

精油：迷迭香 1 ◌ ＋玫瑰 1 ◌

搭配 2

精油：迷迭香 1 ◌ ＋洋甘菊 1 ◌

作法

將上述配方滴入冷水中，然後用毛巾將有精油的水吸乾，貼在眼部 15 分鐘後取下。也可以直接將混合精油的水塗抹在眼袋處，注意塗抹前要將雙手洗淨。

嘴唇保養

Q35 想修復乾裂的嘴唇！

在冬天或冷氣房中，皮下的血液循環比較不那麼暢旺，臉容易變得乾燥，造成嘴角的法令紋變深，唇部也會乾裂，使得嘴巴的運動範圍跟著萎縮。這時可以調製保濕按摩油，恢復水嫩美唇。

唇部按摩

配方

搭配 1

基底油：荷荷芭油 10cc
精　油：薰衣草 3 ◌ ＋乳香 3 ◌

搭配 2

基底油：甜杏仁油 10cc
精　油：玫瑰 3 ◌ ＋葡萄柚 1 ◌

作法

1. 塗抹於嘴唇、嘴巴周圍，作環形按摩。
2. 塗抹後可作嘴唇及臉頰的運動，做發音動作如：ㄚ─ㄧ─ㄨ─ㄟ─ㄛ─，嘴巴作最大幅度開合，越誇張越好，這樣可以運動嘴唇及頰肌，促進嘴唇的血液循環，也對於預防天冷時的嘴唇乾裂很有幫助，並有效預防嘴角的紋路及臉頰下垂。

瘦臉

Q36 想要打造緊實小臉！

「小臉」除了上鏡頭好看，視覺年齡也比實際上小個幾歲，這也是為何大家總追求精緻小臉。市面上瘦臉的方式很多，透過精油可以如何甩掉渾圓下巴？如何加速瘦臉呢？

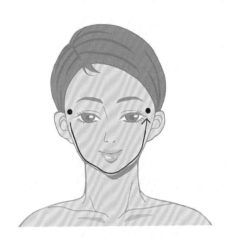

按摩

配方

搭配 1

基底油：葡萄籽油 10cc

精　油：玫瑰天竺葵 2 +迷迭香 2 + 葡萄柚 1

搭配 2

基底油：葡萄籽油 10cc

精　油：薰衣草 2 +迷迭香 2 +絲柏 1

搭配 3

基底油：葡萄籽油 10cc

精　油：玫瑰木 2 +迷迭香 2 + 葡萄柚 1

作法

右手指輕輕壓在右邊太陽穴上，左手則由右手下方沿著耳朵下方滑過下頜骨，由右到左，左手指停留在左側太陽穴輕壓。如此左右兩手交替進行按摩。交替 5～8 次，可改善臉頰至下巴的線條，預防雙下巴的浮腫，增強淋巴的循環效果。

7-3

美體形塑法
瘦身、緊實、消水腫

想要雕塑體型，擁有窈窕動人的身材，選擇精油按摩是省力又有效的方法！因為精油的皮下熱身效果佳，可以燃燒、消耗熱能，對於局部的緊實尤能發揮良效，如果同時搭配運動，就能更持久地維持美好體態了。

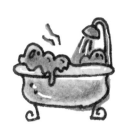

瘦身

Q 37 怎麼擊退肥胖瘦一圈？

精油減肥在國外已行之多年，尤其在歐洲地區，不管是醫學或醫美的運用上，都有很高的評價及效果。

沐浴法

配方

搭配 1

精油：薰衣草 3💧＋玫瑰天竺葵 3💧＋葡萄柚 1💧＋杜松莓 1💧

搭配 2

精油：薰衣草 3💧＋迷迭香 3💧＋葡萄柚 1💧＋杜松莓 1💧

搭配 3

精油：天竺葵 3💧＋絲柏 3💧＋葡萄柚 1💧＋廣藿香 1💧

作法

泡澡約 10 ～ 15 分鐘，來達到排汗、利尿、行血、促進新陳代謝之減肥效果。

按摩法

配方

搭配 1

基底油：葡萄籽油 10cc

精　油：絲柏 2💧＋玫瑰天竺葵 2💧＋葡萄柚 2💧＋杜松莓 1💧

搭配 2

基底油：甜杏仁油 10cc

精　油：薰衣草 2💧＋茴香 2💧＋葡萄柚 2💧＋黑胡椒 1💧

搭配 3

基底油：甜杏仁油 10cc

精　油：薰衣草 2💧＋玫瑰天竺葵 2💧＋葡萄柚 2💧＋廣藿香 1💧

作法

局部肌肉揉搓，達到減肥及雕塑效果。

Q38 如何改善肥胖紋？

許多人在成功減肥之後，猛然發現身體局部出現一些類似白線、微凸起的紋路，且多發生在大腿、臀部、肚皮，這就是所謂的「肥胖紋」。主要是由於身體迅速發胖，使皮下組織的脂肪團在短時間內快速撐大，而皮膚中的彈力纖維及膠原纖維生長的速度趕不上皮下脂肪變大的速度，使得表皮因此被撐開，簡而言之，就是局部肌膚組織膠原蛋白缺乏而造成的疤痕。這種情形可以藉由不斷的按摩來修護、淡化。

按摩

配方

基底油：甜杏仁油 10cc
精　　油：甜橙花 3🌢＋薰衣草 3🌢

作法

每晚使用在脂肪紋區域的肌肉上，直接按摩至吸收為止。

Nico 小提醒

常用瘦身精油之功效及作用

黑胡椒精油 (Black Pepper Oil)
利尿、行血，能迅速排除人體多餘水分，消除水腫及排毒，促進血液循環，提升血液含氧量，幫助脂肪燃燒，促進脂肪代謝

迷迭香精油 (Rosemary Oil)
利尿、緊膚、降膽固醇，可促進血液循環、收斂減肥後皮膚鬆垮狀態，達到緊膚塑形效果，可作身體保健，可減低因肥胖引起之虛弱無力

葡萄柚精油 Grapefruit oil
利尿、降膽固醇、促進腸胃蠕動，迅速排除人體多餘水分、消除水腫及排毒，並幫助脂肪的代謝

茶樹 (Tea Tree Oil)
活化淋巴、強化免疫功能、活化組織修復能力，加速代謝及脂肪廢棄物之排除

茴香 (Fennel Oil)
利尿、促進脂肪燃燒、促進腸胃蠕動、去除尿道及膀胱阻塞，達到利尿作用，促進脂肪新陳代謝轉化成能量，改善因便祕所引起之肥胖問題

薰衣草 (Lavender)
利尿、發汗、緊膚、去除體內氣血淤滯的現象排除多餘水分和毒素，促進代謝、消除減肥後皮膚鬆垮及局皮的狀態

絲柏 (Cypress)
收斂、鬆弛、緊膚、促進淋巴代謝、緊實肌肉幫助塑型

快樂鼠尾草 (Clary Sage) (少量即可、不可過量)
利尿、鬆弛、刺激腎臟代謝、消除水腫、放鬆肌肉，消除肌肉型肥胖

肉桂 (Cinnamon)
利尿、行血發汗、去除水分之滯留加速排水排毒作用，促進脂肪廢棄物之排除以達減肥效果

天竺葵 (Galbranium Oil)
利尿、鬆弛肌肉、排除水分及毒素、消除水腫

杜松莓 (Juniper berry Oil)
利尿、排毒、對於泌尿系統障礙所引起之水腫及少尿症具有調理作用，可排除血液中毒素，促進代謝機能

歐芹子 (Parsley Oil)
利尿、消除氣脹、強力利尿、興奮腎臟促進排水機能、消除水腫肥胖

廣藿香 (Patchouli Oil)
利尿、調整腸胃功能、恢復器官張力、調整腸胃道及膀胱功能，解決消化不良及尿滯留之困擾，是病態型肥胖最佳理療精油

Q39 哪些精油可以消除水腫、瘦小腹？

　　久坐辦公桌又少運動的人，常常會發生下半身肥胖的問題，其中水腫佔了主要的部分。水腫大多是由於血液循環不良、身體排水不易而導致肉鬆皮垮，連帶的體型也大了一號！

　　精油中的活性分子極小，可深入到細胞調節內分泌，提高身體的新陳代謝，改善循環系統，促使不必要的水分與廢棄物順利排出，水腫自然消散，達到瘦身的效果。

按摩

配方
- -

搭配 1
基底油：葡萄籽油（或甜杏仁油）10cc
精　油：葡萄柚 3💧＋天竺葵 2💧＋絲柏 2💧＋杜松莓 1💧

搭配 2
基底油：葡萄籽油 10cc
精　油：玫瑰天竺葵 3💧＋絲柏 3💧＋葡萄柚 3💧＋杜松莓 1💧

作法
- -

調和好按摩油，按摩水腫部位。腿部由下往上按摩，手部由手掌按摩至手臂。

Nico 小提醒

消水腫推薦精油

杜松莓、天竺葵：
淨化、排毒，促進新陳代謝

絲柏、葡萄柚、茴香、檸檬：
消水腫，幫助身體的排水功能

瘦小腹按摩穴道

水分穴

位於肚臍上方一根手指的寬度處，按壓時可用食指用力的按壓，一次 3～5 秒，反覆 10～50 次。這個穴道同時也能解決女性在生理前期的水腫現象。用餐前後一小時避免按壓。

天樞穴

位在肚臍兩邊三隻手指的寬度處（約兩寸），它能促進腹部的新陳代謝，幫助排出腹部囤積廢物。

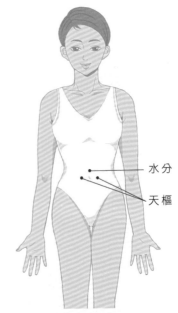

水分
天樞

瘦小腹按摩示範影片

Q40 如何淡化乳暈的黯沉？

很多生完小 Baby 的媽媽發現：乳房除了隨著懷孕增大，之後乳暈也會變大，色素沉澱變深，變得沒有那麼性感好看了！該如何回復年輕的彈性與粉嫩呢？不少人運用精油來美胸。精油既然可以加速皮膚新陳代謝，增加緊緻與彈性，經常按摩胸部，當然也可以淡化色素，並重塑乳房形態，恢復彈性！

按摩

配方

基底油：葡萄籽油 10cc
精　油：茉莉 2 🌢＋葡萄柚 3 🌢＋玫瑰天竺葵 2 🌢

作法

取少許在乳暈處，由內向外按摩，加強乳暈周圍及乳頭，一次按摩 3 ～ 5 分鐘至吸收為止。

Q41 想塑造豐滿又挺立的美胸！

很多人以為過了青春期，就錯過了塑造身材和高挺雙峰的機會，其實是錯的！胸部會不會長大，跟年紀無關，而是跟體內的經脈有沒有通有關。過了青春期的女生，可多利用按摩油搭配穴位指壓法，配合飲食及運動，想要擁有豐盈的好身材不是夢。

按摩

配方

基底油：葡萄籽油（或甜杏仁油）10cc
精　油：玫瑰天竺葵 3 🌢＋茴香 3 🌢＋檸檬香茅 3 🌢

作法

指壓時搭配以下穴道，每次壓 5 秒，一次進行 5 ～ 6 個回合。

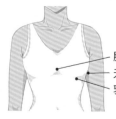

膻中穴
天溪穴
乳根穴

豐胸按摩穴道

膻中穴

位在身體的正中線與乳頭連線的交叉點，因為是在胸骨上，所以按下去會感到疼痛。按壓時要注意，一定要挺胸才有效果。

乳根穴

乳房正下方處，一邊一個。

天溪穴

位於乳頭連線向外延長線上，請將手的虎口張開，將手虎口正對者乳房，四指托著乳房，拇指正對著乳房外側兩吋處（第四五肋間）即是天溪穴。按壓時以兩手掌拖著乳房，拇指由外往內壓，可以刺激乳腺分泌。

美足

Q42 如何去除足部硬皮？

夏天穿涼鞋，最怕腳後跟有硬硬的皮，且龜裂的很嚴重，不只影響美觀，也讓氣質美女掉漆，因此腳後跟的硬皮是夏天裡美麗玉足的大忌！保養不能只做半套，簡單的精油保養，就可幫助愛美的女生擺脫腳底硬皮，擁有一雙玉足。

泡腳

配方

搭配 1

精油：薰衣草 5 💧＋甜橙 3 💧

搭配 2

精油：茶樹 5 💧＋杜松莓 3 💧

作法

每晚洗完澡後，盛約 1000cc 的溫水，加入泡腳配方，浸泡腳 10 ～ 20 分鐘，把腳底硬皮泡軟，再用浮石輕輕的磨一下粗皮厚繭處，但注意一次不能使用過度。

保濕塗抹

配方

基底油：葡萄籽油

精　油：安息香（或欖香脂、乳香、雪松）

作法

泡完腳後進行保濕步驟，以葡萄籽油每 1cc ＋安息香 1 💧的比例，塗抹腳部至吸收，能夠柔順軟化腳跟角質，平撫小裂紋，改善腳底長繭情況。

Q43 雙手保養有哪些精油妙方呢？

許多人花很多時間保養臉蛋，相對的較忽略手部保養，因此有部廣告的台詞說：擁有年輕的臉，卻有 40 歲的手！提醒每位忙於公事與家務的女生，可別忘了手是女人的第二張臉喔！

泡手

配方

搭配 1

精油：葡萄柚 2💧＋甜橙花 2💧

搭配 2

精油：葡萄柚 2💧＋迷迭香 2💧

搭配 3

精油：檸檬 2💧＋迷迭香 2💧

作法

於微溫的水裡滴入上述配方，雙手浸泡約 20 分鐘，具有軟化角質、美白皮膚作用。注意水不可過熱，以免皮膚老化喔！

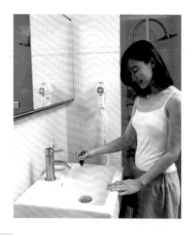

按摩

配方

搭配 1

基底油：甜杏仁油 5cc ＋玫瑰果油 5cc

精　油：乳香 5💧＋檀香 5💧

搭配 2

基底油：甜杏仁油 5cc ＋玫瑰果油 5cc

精　油：葡萄柚 5💧＋橙花 5💧

作法

按摩手指、手背與手掌，特別是加強按摩比較薄的手外側皮膚。按摩後最好能戴上棉布手套 10 分鐘，幫助按摩油的吸收。

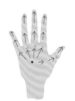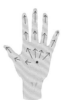

Nico 小提醒

適合保養手部的精油

日常保養：

廣藿香、薰衣草、迷迭香、玫瑰、天竺葵、檀香、檸檬、萊姆、胡蘿蔔籽，橙花

改善乾燥：

玫瑰、天竺葵、檀香、廣藿香、胡蘿蔔籽

久未保養的救急：

玫瑰、橙花、檸檬、天竺葵、廣藿香

抗橘皮

Q44 如何改善橘皮？

橘皮組織是皮下脂肪囤積，向上壓迫到真皮組織，影響真皮內的血液及淋巴循環，而產生表面上看起來有點不平的肉塊。這種情況除了靠收斂（絲柏、廣藿香）效果的精油，還要加上促進血液循環及利尿的精油，如：葡萄柚、杜松莓。

按摩

配方

搭配 1

基底油：甜杏仁油 7 ～ 8cc

精　油：天竺葵 3💧＋杜松莓 2💧＋廣藿香 1💧

搭配 2

基底油：葡萄籽油 7 ～ 8cc

精　油：天竺葵 3💧＋薰衣草（或葡萄柚）2💧　＋絲柏 1💧

搭配 3

基底油：葡萄籽油 7 ～ 8cc

精　油：葡萄柚 3💧＋迷迭香 2💧＋絲柏 1💧

作法

以上兩種組合可輪流使用。每晚洗完澡後按摩橘皮組織厚的部位，用力推摩直至吸收為止。

7-4

身心健康護理

我們因為植物的香氣而被精油吸引,精油,第一道走入人體的就是嗅覺,味道喚起我們腦海中記憶與生活環境的連結,進而促動身體的荷爾蒙,帶出健康療效。

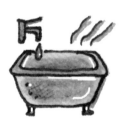

眼睛

Q45 改善眼睛酸澀、乾眼症

現代人常整天滑著手機，或是坐在電腦前面，兩眼近距離的盯著螢幕辦公、聊天、玩遊戲而忘了休息。長此以往，螢幕所發出的光線，不但會加劇眼睛的疲勞，而且加上冷氣房內乾燥效應，更造成眼睛酸澀、眼皮厚重，甚至出現流眼淚、眼睛有異物的感覺、眼皮乾到有點刺痛…變成慢性的眼睛疲勞症候群。

冷敷

配方

純露：洋甘菊、金盞花、矢車菊

作法

建議使用純露（不加入任何精油）來冷敷眼睛。純露平常放在冰箱保存，用的時候拿化妝棉沾濕，貼住眼皮，一次約 5 ～ 10 分鐘。每天多做幾次，也乘機讓眼睛休息。可以很快緩解乾眼及疲勞。

泡澡

配方

搭配 1

精油：薰衣草 3💧＋羅馬洋甘菊 2💧＋甜橙 1💧

搭配 2

精油：薰衣草 3💧＋玫瑰 2💧＋佛手柑 1💧

作法

滴入浴池，讓這股帶有保濕成分的熱氣緩緩蒸入皮膚，並輕輕將眼睛閉上，眼球做上下左右的旋轉，對於長期面對電腦螢幕的上班族來說，可有效紓緩眼睛疲勞。

隨時可作的眼周按摩法

休息時將眼睛閉上，用中指按壓眼周，由兩眼內側向下向外經下眼瞼按壓至眉心處；或將兩手掌搓熱，貼住眼皮 30 秒以上，兩種方式隨時隨地進行。

冷敷示範影片

按摩示範影片

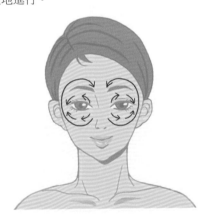

Q46 緩解掉髮有何精油妙方？

現代人工作壓力大，據皮膚科統計，不僅是中年男性，就連年輕女性出現掉髮情形的比率都大幅提高。掉髮最主要的原因來自於壓力造成的油脂分泌異常，而精油正好可以從身心兩方面著手，一邊幫助抒壓，一邊減少頭皮油脂分泌，達到減緩掉髮的療效。

按摩

配方

基底油：荷荷芭油 10 ～ 20cc

精　油：迷迭香 3💧＋天竺葵 4💧＋薰衣草 5💧＋絲柏 4💧＋肉桂 2💧＋杜松莓 2💧

作法

將以上複方按摩油先擦在髮量較少的部位，再按摩其他部分的頭皮，動作須輕柔小心，不可用力，每晚上進行按摩，白天再以天然洗髮精清洗，為期至少 4 個月以上。

Q47 如何製作抗頭皮屑洗髮精？

要做好長效抗菌及減少頭皮屑，一定不能少了茶樹精油，雪松針對頭皮的養護也很不錯，而且不會讓頭髮太乾，所以加在洗髮精裡，是很好的搭配組方。

Nico 小提醒

300cc 的洗髮精，如果要一次調起來，建議裡面的精油最少 100 💧，但一次調起，容易發生水解，效果沒有每次洗每次調效果來得好。每次使用一般來說以 10 ～ 15cc 為例，大約加入精油 3 ～ 6 💧即可

按摩

配方

搭配 1

精油：茶樹 3💧＋雪松 2💧＋快樂鼠尾草 1💧＋依蘭 2💧

搭配 2

精油：檸檬香茅 3💧＋茶樹 2💧＋快樂鼠尾草 2💧＋迷迭香 2💧

作法

按照一般洗髮程序，清潔過程稍加按摩，建議夏天可以加入一些薄荷及迷迭香，避免頭皮出油。

Q48 如何調製生髮配方？

一般人在洗髮時注意的是頭髮、頭皮的清潔，護髮則注意髮質的維護，但大部分人都忽略了頭皮的保養。

頭皮其實跟臉部的皮膚距離最近，膚質也很相近，很多油性皮膚者，也會有油性的頭皮，容易出油甚至阻塞毛孔，變成毛囊炎，甚至掉髮。臉部需要經常按摩才能促進血液循環，增加彈性，幫助新陳代謝，頭皮當然也不例外。

頭皮按摩有助維繫毛髮生長，促進光澤彈性。油性禿一般是比雄性禿發生比例高更多的一種掉髮，兩者都可採用精油按摩來改善。

按摩

配方

搭配 1

基底油：荷荷芭油 10cc

精　油：迷迭香 3💧+快樂鼠尾草 3💧+雪松 3💧+薑 3💧

搭配 2

基底油：荷荷芭油 10cc

精　油：迷迭香 3💧+檸檬香茅 3💧+天竺葵 3💧+薑💧

作法

每次使用時，將配方滴在手指腹上，用分線梳子將頭髮一個區域一個區域地撥開，露出頭皮部分，用指腹將按摩油塗抹於頭皮上。來回按摩頭皮至吸收為止。

洗頭前後進行皆可，按摩後必須洗淨多餘的油，一次不可使用太多，以免頭皮過油。

調製洗髮乳

配方

250cc 無香精洗髮精

搭配 1

精油：薑 30💧+迷迭香 20💧+雪松 20💧+快樂鼠尾草 10💧

搭配 2

精油：薑 30💧+薰衣草 20💧+雪松 20💧+依蘭 10💧

作法

按照一般洗髮程序，清潔過程稍加按摩，可鞏固髮根，刺激毛囊發育。

Nico 小提醒

有助頭髮生長的精油有：

迷迭香、快樂鼠尾草、雪松、天竺葵、薰衣草、茶樹、絲柏、杜松莓等。

按摩示範影片

在台灣這種潮濕悶熱的環境中，大多數人的頭髮狀態會處於一種尷尬的情況，那就是頭皮呈油性，易發臭，但頭髮卻是乾巴巴到幾乎快產生靜電了。

如果使用潤髮乳，頭皮容易癢又出油，如果不用潤髮乳，頭髮又容易打結。其實，這種情況大多是因為頭皮的血液循環不良，使頭皮的油指分泌無法到達髮梢之故。以下配方不但可有效改善頭皮的出油，還具有清涼止癢的效果。

Nico 小提醒

適合油性頭皮的精油：

迷迭香、檸檬香茅、絲柏、雪松、薄荷、快樂鼠尾草，對於有頭皮屑、脂漏性皮膚炎者具有很好的調理效果。

適合乾性頭皮、老化掉屑的精油：

依蘭、乳香、橙花、檀香，建議於配方中搭配。

🚫 洗髮時千萬不可使用指甲用力的抓頭皮，以免導致頭皮感染、出油、掉屑加劇，嚴重者還會變成脂漏性皮膚炎。

加入洗髮精使用

配方

搭配 1

無香精洗髮精 30cc（一次洗髮的用量）

精油：薰衣草 3💧＋薄荷 2💧＋佛手柑 2💧＋快樂鼠尾草 1💧

搭配 2

無香精洗髮精 30cc

精油：薰衣草 3💧＋薄荷 2💧＋茶樹 2💧＋雪松 1💧

作法

洗髮時用手指的指腹按摩頭皮，且輕柔緩慢的按摩，可促進頭皮的新陳代謝與血液循環。

上述配方使用一陣子後，可以將配方中的快樂鼠尾草代換成雪松，加強頭皮毛囊的抗菌及控油。對於頭皮超級容易出油，或是騎機車戴安全帽者，建議將上述配方的佛手柑換成迷迭香，更能去除油膩，減輕頭皮發癢。

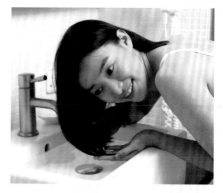

洗完頭髮後，將頭皮浸泡於滴有檸檬精油的水中，能紓緩頭皮的出油狀況，幫助生髮，也可以強健髮絲，但不會讓髮絲滋潤。如果太乾，可以在洗髮後，於髮梢抹上些護髮乳，再吹乾梳理。

Q50 早生白髮如何用精油來調理？

現在人因為壓力大與用腦過度，普遍有頭髮提早變白的趨勢。建議試試頭皮按摩，疏通繞行頭部經脈不順暢的狀況。不要小看按摩頭皮的動作，它不只會讓白髮變黑，更能夠維持毛囊的活力，維繫頭髮的生長與健康！當然還可藉由按摩的指腹觸壓，來改善腦部皮質層的血液循環，抒解緊張與過勞的身心。

Nico 小提醒

頭皮的按摩油一次其實用不到1cc，只需用少許按摩油沾在指腹上，便足以按摩整個頭皮！

加入洗髮精使用

配方

搭配 1
基底油：荷荷芭油 10cc
精　油：雪松 3🌢＋快樂鼠尾草 2🌢＋迷迭香 2🌢＋薰衣草 2🌢

搭配 2
精　油：雪松 3🌢＋快樂鼠尾草 2🌢＋乳香 2🌢＋沒藥 2🌢

作法

加強按摩幾個位置：頭頂的百會穴、百會穴左右兩側的通天穴，以及側腦部耳朵上下前後處。

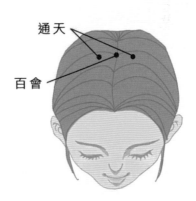

通天

百會

Q51 想打造全方位護髮組合！

薰衣草、迷迭香、快樂鼠尾草是一般護髮最常見的組合，而加入依蘭與薑兩種精油，可以使得護髮組合更加完整。

在精油家族中，伊蘭與薑對頭髮的幫助是最知名的。據中藥的相關記載，薑用來作為「生髮」的特效，以前常見人拿薑片往頭上擦，是因為薑有相當好的活血路功能，對於毛囊細胞的活化，以及對於髮根的強健，都有不錯的口碑。所以如果常常掉髮，髮質容易斷裂，建議一定要用用薑精油。

依蘭則是護髮的知名精油，可以提供髮質的保護與光亮，並提供一股迷人的香味。

加入洗髮乳

配方

搭配 1　標準款
無香精洗髮精 30cc（一次洗髮的用量）
精油：薰衣草 5◌＋迷迭香 3◌＋快鼠 2◌

搭配 2　進階款
無香精洗髮精 30cc（一次洗髮的用量）
精油：薰衣草 5◌＋迷迭香 3◌＋快鼠 2◌＋依蘭 3～4◌（或薑 3◌）

作法

按照一般洗髮程序，清潔過程稍加按摩。頭髮脆弱、常戴安全帽、吹風淋雨者，建議還要加上薑 3 滴。

按摩頭皮

配方

基底油：葡萄籽油 10～12cc
精　油：薰衣草 5◌＋迷迭香 3◌＋快鼠 2◌（可再加入依蘭 3～4◌或薑 3◌）

作法

用少許按摩油沾在指腹上，用分線梳子將頭髮一個區域一個區域的撥開，露出頭皮部分，直接將按摩油塗抹於頭皮上。

皮膚

Q52 如何用精油來改善疥瘡？

疥瘡是由一種疥蟲（疥蟎）所引起的皮膚病。疥蟎會寄生在皮膚表層，特別是在人體皺摺處及柔軟的地方，包括手指間、腳趾縫、肩胛骨、腕、肘、腋下、腰、乳頭、陰莖、屁股等。通常容易發生在免疫能力較差、年長、失能、操勞過度者身上。疥蟎寄生的數量可能多達上千隻，甚至百萬隻，傳染力強，而患者身上的蟎也會掉落在衣服、床鋪及傢俱上，因此患者必須盡速進行治療，避免造成流行。

Nico 小提醒

🚫 洋甘菊是抗菌抗敏效果都非常好的精油，注意其中德國洋甘菊抗炎抗敏性較好，建議與薰衣草搭配應用，搭配配方按摩時，需採低劑量。有異位性皮膚炎的患者，切記勿洗太熱的水，且千萬不可泡溫泉喔！

泡澡

配方

茶樹、廣藿香、薰衣草、羅馬洋甘菊

作法

任選以上兩種精油，各兩滴（總數 8 ～ 10 滴左右）滴於浴盆中，泡澡約 20 分鐘。

塗抹患部

配方

蘆薈凝膠 50g
精油：廣藿香 10💧＋薄荷精油 5💧

作法

泡澡過後，塗抹於皮膚關節、皺褶處或皮膚癢的地方。平時也可塗抹。

Q53 如何改善異位性皮膚炎？

異位性皮膚炎是一種過敏體質問題，也是一種自體免疫疾病，由於體內無法將「必需脂肪酸」轉化利用，導致皮膚表面得不到滋潤，不斷的脫皮、癢、紅腫。簡單來說，患者的皮膚一定很乾，且容易感染。這種情況一般都是使用抗炎及類固醇藥物服用或塗抹，但不太容易根治。建議搭配低濃度的精油配方改善。

按摩

配方

基底油：甜杏仁油 10cc ＋月見草油 3cc
精　油：薰衣草 3💧＋德國洋甘菊 1💧＋廣藿香
　　　　 1💧＋薄荷 1💧

作法

洗完澡後，身體未擦乾前塗抹按摩油，然後再慢慢拍乾，以便於皮膚吸收，具有滋潤止癢效果。如果皮膚有破皮傷口，可使用廣藿香精油（按摩後再單用）。

Q54 濕疹過敏的臉，該怎麼辦？

皮膚上的癢處，隨便用手一抓，竟出現一點一點的小紅疹！有時這些類似水泡狀的疹子，還會蔓延到其他部位，甚至出現紅癢脫皮，以上這些情形都通稱為「濕疹」，也就是「有明顯的發炎病兆區」。

為什麼會出現濕疹呢？可能是空氣中的濕氣引起黴菌所引起，或是中醫所稱的「體內濕氣」，也可能與個人免疫力有關，所以濕疹容易發生在秋冬，天氣轉涼時。也可能是因為接觸性的過敏原，造成局部的發炎，如：對某些皮膚保養品過敏發炎、接觸的衣物（像是某些毛麻衣物）過敏發炎，都有可能形成濕疹。

其他與濕疹類似的還有乾癬、股癬，都可採用以下芳療法來護理。

Nico 小提醒

🚫 精油按摩油只可用於正常皮膚，急性期（紅、腫、熱、痛發生時期）千萬不要將按摩油塗抹在病兆部位。

藥浴

配方

搭配 1

精油：茶樹 10💧＋馬鬱蘭 5💧＋天竺葵 5💧＋廣藿香 3💧＋薄荷 2💧

搭配 2

精油：茶樹 10💧＋薰衣草 5💧＋洋甘菊 5💧＋廣藿香 3💧＋薄荷 2💧

作法

此劑量較高，適合大範圍的濕疹。最少一週 2～3 次，一次約 15～20 分鐘，若是皮膚慢性濕疹或頑固的皮膚癬，則需每天進行，持續兩週即可看出改善。

濕敷

配方

純露：洋甘菊、玫瑰

作法

洗完澡後，保持皮膚乾燥。發生在臉上的濕疹，最多使用無刺激性的純露作局部冰敷（不可加精油），再使用皮膚科醫生所開的藥膏塗抹病兆部位，等到皮膚表面的紅癢消失，恢復正常即可停止外用藥，並且使用其他保養品，剛痊癒時建議以保濕功能的保養為主。

眼睛｜頭髮｜皮膚｜外傷｜呼吸道｜腿部｜消化道｜口腔｜肌肉關節｜其他常見護理

Q55 如何改善手臂、大腿的毛囊角化？

你也有這樣的困擾嗎？皮膚上長了一粒粒膚色或紅色凸起，摸起來像是粉刺。其實這些小顆粒並不是粉刺，而是毛孔角化症，許多人都有這種毛病卻不自知。它最常出現的部位，是在上臂外側、大腿、頸部，有些人甚至整個背部、臉頰，都會出現毛孔角化的症狀。

濕敷

配方

純露：茶樹、薰衣草

作法

洗完澡後用化妝棉沾濕純露，敷於患部約 5 分鐘，能加速角質的代謝，也可抗菌收斂改善毛囊角化症狀。

Q56 治療富貴手有什麼芳療配方呢？

對付富貴手的主要原則就是少碰水、少接觸化學清潔劑。建議先去看皮膚科，確定病因。通常醫生會開一些類固醇藥膏，塗抹局部手部，但因為雙手需要做事、洗手，經常會把藥膏給洗掉。以下幾個方法提供參考。

Nico 小提醒

想要快些治癒或是預防富貴手，可將需要碰水的工作集中在一起。做家事時戴上手套，減少與清潔劑接觸的機會，並且記得要戴兩層：先戴一層棉布手套，外面再套上塑膠手套。

按摩

配方

搭配 1

基底油：甜杏仁油 5cc ＋月見草油 5cc
精　油：安息香 5💧＋乳香 2💧

搭配 2

基底油：甜杏仁油 10cc
精　油：薰衣草 5💧＋廣藿香 2💧＋薄荷 1💧

作法

將兩手抹上自製的天然護手按摩油，如果想要更加強保濕，可以在抹完按摩油後，互相搓揉雙手，再戴上棉質的布手套或是塑膠袋質料的手扒雞手套，約 30 分～ 1 小時，可讓皮膚迅速吸收並保濕，使龜裂的手趕快癒合或是避免龜裂。

Q57 如何緩解蕁麻疹的紅、腫、癢？

蕁麻疹的症狀是：動不動就渾身發癢，而且越抓越癢，抓過的地方還會浮現一塊一塊、像蚊子叮過的腫塊。一般都是從四肢開始，慢慢蔓延到身體。雖然塗抹止癢藥膏能獲得暫時的緩解，甚至不作任何處理，這些症狀通常也不會超過 24 小時，但它卻會斷斷續續反覆的發作，讓人摸不著頭緒。

簡單來說，「蕁麻疹」就是一種皮膚過敏，屬於過敏性疾病，不會傳染。發生的原因很複雜，諸如：接觸化學物質、空氣中的塵蟎、蚊蟲叮咬、食物、藥物、氣溫、情緒、壓力、疲勞、甚至是荷爾蒙都有關聯。

蕁麻疹有急性與慢性之分，急性蕁麻疹發生原因大多較單純，可能是一時的食物過敏、蚊蟲叮咬的引發，不一定都屬於過敏體質。慢性蕁麻疹的發生情況則較複雜。可能是單一過敏原或是多個過敏原引發，有的人甚至終其一生都無法確實找到自己的過敏原，每個人對於海鮮、蛋、奶或是抗生素類藥物過敏的情況因人而異，但大多患者本身就是過敏體質。

冷敷

配方

純露：德國洋甘菊

作法

蕁麻疹發作時，使用冰過的德國洋甘菊純露沾濕化妝棉，局部敷在腫癢處。可使血管收縮，減低癢覺，避免搔抓。

塗抹

配方

基底油：葡萄籽油 10cc
精　油：薄荷 3 滴＋廣藿香 2 滴

作法

皮膚清潔過後，以上述配方進行保濕止癢。塗抹時動作必須輕，不可以過於用力，以免皮下充血更癢。

日常皮膚保養配方

配方

基底油：甜杏仁油 10cc ＋月見草油 2cc
精　油：羅馬洋甘菊 10 滴＋德國洋甘菊 10 滴

作法

於沐浴後塗抹於患部，直到吸收為止。

Q58 想改善手指、腳趾縫出現的水泡狀汗泡疹！

　　夏季是汗皰疹的好發季節，有些人常因手指或腳掌部位長出小水泡而發癢，搔抓不止，導致越抓水泡越多。這類型汗皰疹的形成與濕熱體質有很大關係，如果你也是汗泡疹好發一族，可以試試以下方法來改善。

Nico 小提醒

🚫水量若增加 1 倍，精油也要增加 1 倍，如果皮膚的水泡會發癢的話，請用溫水浸泡，切忌用太熱的水。

按摩

配方

搭配 1

基底油：葡萄籽油 10 cc

精　油：薰衣草 3💧＋德國洋甘菊 3💧＋沒藥 6💧

搭配 2

基底油：葡萄籽油 10cc

精　油：薰衣草 3💧＋德國洋甘菊 3💧＋廣藿香 2💧＋沒藥 2💧

作法

平常用來按摩手指及腳趾，促進末梢的血液循環，強化脾胃消化代謝功能。

浸泡法

配方

搭配 1　茶樹 5💧＋金頂牛至草 3💧

搭配 2　檜木 5💧＋廣藿香 3💧

搭配 3　薑 5💧＋絲柏 3💧

作法

如果手、腳已出現這種類似水泡狀的濕疹汗泡疹時，可加以浸泡。準備一小盆溫水（約 1000cc，水量以可以浸泡雙手或雙腳即可），滴入上述配方，，浸泡約 15 ～ 30 分鐘，一天一次。

Q59 如何改善痔瘡？

造成痔瘡的原因多是由於用力解便，或是懷孕時子宮壓迫直腸，所造成的靜脈的破裂。運用精油進行坐浴或是塗抹患部，可有效改善。

坐浴

配方

搭配 1　絲柏 3 💧＋杜松莓 2 💧
搭配 2　絲柏 3 💧＋薄荷 1 💧

作法

臉盆中滴入配方，便後及夜間洗澡後進行坐浴。

塗抹

配方

基底油：葡萄籽油（或甜杏仁油）3cc
精　油：廣藿香（或羅馬洋甘菊）1 💧＋薄荷 1 💧

作法

如果肛門口有破皮搔癢的情況，可塗抹於肛門口。平時穿著棉質內褲，避免摩擦。

Q60 四肢乾癢該如何進行保養呢？

乾癢的皮膚特徵是：小腿上出現蛇皮般的龜裂紋路、皮膚稍抓一下就會出現白色線條、與衣服接觸時摩擦出白色屑屑、洗完澡後特別會出現陣陣的搔癢。

這種情況很容易在年紀大一點的人身上看到，或是有過敏體質如：慢性蕁麻疹、異位性皮膚炎的患者也會有皮膚乾癢的問題。

按摩

配方

基底油：甜杏仁油 50cc＋月見草油 10cc
搭配 1　乳香 20 💧＋岩蘭草 10 💧＋羅馬洋甘菊 10 💧＋廣藿香 5 💧＋薰衣草 5 💧

搭配 2　羅馬洋甘菊 30 💧＋薰衣草 10 💧＋廣藿香 10 💧＋薄荷 5 💧

作法

1. 洗澡後，按摩乾燥發癢部位，大多是按摩整個四肢。
2. 按摩後用保潔膜包裹覆蓋四肢（不可包太緊），提高局部皮膚的溫度，幫助按摩油完全滲透入皮膚。此法最適合用於大範圍的腿部及手部。
3. 裹敷十分鐘後，取下保潔膜，用擰乾的熱毛巾按壓局部皮膚，吸去表面多餘的油脂及汗水即可。

外傷

Q61 被跳蚤和疥蟲咬傷，如何用精油護理？

跳蚤咬傷會造成局部紅腫發炎，傷口抓過的痕跡更明顯。疥瘡則是由疥蟲所引起，疥蟲寄生在皮下，會跑遍全身，使得身體到處都出現小紅點甚至結痂的黑點，導致全身癢到不行。疥蟲大多是從旅館、醫院等處帶來的，比較容易帶在衣服上，所以平常要注意衣物的清潔，並且避免交互感染。

清潔噴霧

配方

95% 藥用酒精 50cc

精油：荊芥、檸檬香茅、丁香等約 30 ～ 40💧

作法

噴灑於牆邊死角，特別是沙發、枕套、床單被墊、窗簾、衣櫥內，因為跳蚤比較容易附著在布類。

泡澡

配方

精油：薰衣草 5💧＋茶樹 5💧＋馬鬱蘭 5💧＋杜松莓 3💧

作法

將上述配方滴入浴缸水中，泡澡約 15 ～ 20 分鐘。

精油沐浴乳

配方

無香精沐浴乳：一次約擠 3 ～ 4 下

精油：薰衣草 3💧＋茶樹 3💧＋金頂牛至草 3💧＋杜松莓 3💧

作法

按一般洗浴程序清潔身體，快速杜絕皮下的蟲蟲蔓延。

洗衣滴入

配方

精油：一整瓶茶樹精油

作法

用高濃度精油清洗或浸泡，來除去疥蟲。

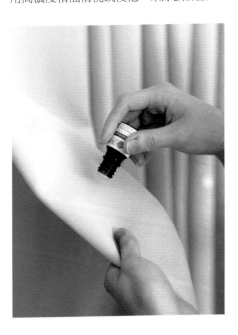

Q62 蚊蟲咬傷怎麼辦？

許多人被蚊蟲叮咬以後，都會習慣性去抓，反而抓出一堆紅豆冰。不妨試試精油或純露來護理。

濕敷

配方
純露：薰衣草、洋甘菊、金縷梅

作法
用純露沾濕化妝棉敷於患部，直至乾後再取下，具有良好收斂止癢的效果。

塗抹

配方
精油：薰衣草、玫瑰木

作法
如果產生的疤痕是平的，只剩下色素沉澱，則可用精油直接點在傷疤處，幫助淡化。

塗抹、濕敷示範影片

Q63 擦傷或割傷如何用精油治療？

一般外傷中，擦破表皮或是不小心被東西割傷最為常見，這種皮肉傷最痛，也最怕碰到水，且容易造成表皮的潰爛，影響癒合，還會造成癒後的疤痕問題。這時可以運用精油來抗菌收口、乾燥、幫助傷痕癒合。

塗抹

配方
純露：薰衣草 10cc
精油：茶樹（或沒藥）1 滴

作法
傷口如果越小、越乾淨，在使用精油處裡時，就越能直接點在皮膚上。其中茶樹、薰衣草、沒藥都很適合。

若是一般的擦傷或割傷，雖沒有大量滲出液，但有感染的危機，可在約 5cc 的薰衣草純露中加入一滴茶樹或沒藥精油，稀釋後擦拭傷口即可，一天兩次。

Q64 燙傷如何護理？

燙傷後一定要立刻沖冷水，相信「一沖、二泡、三送醫」的處理原則，大家一定都很熟悉。經常在廚房料理食物的家庭主婦，以及容易打翻熱湯的幼童，是燙傷的高危險群。此外，有些人走路時腿部不小心碰到發燙的機車排氣管，也會讓局部皮膚頓時紅腫、發痛，甚至起水泡。如果沒有合適處理，可能會加深燙傷的深度，影響日後皮膚的癒合，甚至留下難看的疤痕。

塗抹

配方

精油：薰衣草

作法

燙傷部位可直接塗抹純薰衣草精油，無論是否在冷水中過後都可以進行，且大人小孩皆可使用。

Q65 希望瘀青早日消除

當皮膚受到較大的外力撞擊，無論外表是否有破皮的傷口，多少都會造成皮下的微血管破裂，使皮膚表面隱隱透著青色的淤塊，過了一天轉為更深的藏青色。輕微者大約 3 ～ 5 天就會由原本的深色慢慢變為淺紫色，再慢慢轉成黃色，然後才消失，這就是瘀傷。這種瘀傷也可能是由於一些民俗療法如：拔罐、刮砂所致。

如果不去特別處理，藉由人體本身的恢復能力，在一定時間內還是可以癒合，但是如果你懂得用些活血化瘀的精油塗抹，不但可以加速淤青散去，也可幫助微血管癒合減少疼痛不適。

塗抹患部 無傷口的瘀傷

配方

精油：薰衣草

作法

當皮膚出現瘀青時，可以在患部直接塗抹薰衣草純精油。

滴於紗布包紮 有傷口的瘀傷

配方

純露：薰衣草或茶樹
精油：薰衣草 1 ＋羅馬洋甘菊 1

作法

如果皮膚除了瘀青外還伴隨著破皮、暴露性的傷口，可以使用純露先行沖洗殺菌。接著將紗布沾濕薰衣草純露，滴入精油配方，再將紗布覆蓋傷口，有抗菌化瘀的作用。

Q66 感冒、呼吸道感染應如何保養？

在感冒的高峰期間，家中的每個成員都要留意呼吸道的感染問題，特別是孩童、老人需特別注重保暖，居家的精油也是抗菌、預防不可少的工具。

泡澡

配方

精油：松針、茶樹、尤加利、佛手柑、雪松、冷杉、迷迭香、百里香、綠花白千層、香桃木、檜木、薄荷、薰衣草、羅文莎葉

作法

每天用上述任 1 ～ 3 種精油，總數 5 ～ 6 滴，泡澡約 15 ～ 20 分鐘，不但有助於消除疲勞，活絡血液循環，還可以平衡中樞神經系統，對於整體免疫細胞有很好的提升效果。

負離子擴香法

配方

精油：松針、茶樹、尤加利、佛手柑、雪松、冷杉、迷迭香、百里香、綠花白千層、香桃木、檜木、薄荷、薰衣草、羅文莎葉

作法

使用上述精油 2 ～ 3 種混合，一天 2 次 2 個小時擴香，一次總數約 10 ～ 20 滴，可以增加空間的空氣代換，避免細菌病毒的散布，緩解呼吸道感染，並且避免家人間交互感染。

吸入法

配方

精油：茶樹、薄荷、迷迭香、尤加利

作法

擇一上述精油 3 ～ 4 滴，滴在裝半滿熱水杯中，將口鼻對著杯口呼吸，可以緩解咽喉乾澀發炎、鼻塞、打噴嚏的症狀。

滴入水中漱口

配方

搭配 1　精油：茶樹 2 滴＋薄荷 1 滴
搭配 2　精油：茶樹 2 滴＋丁香 2 滴＋薄荷 1 滴
搭配 3　精油：茴香 2 滴＋丁香 2 滴＋薄荷 1 滴

作法

對於有喉嚨乾癢刺痛前兆的人，每晚睡前可用精油漱口，將配方滴入 200cc 的水中，搖晃後再漱口，可有效防範初期感冒症狀擴大。

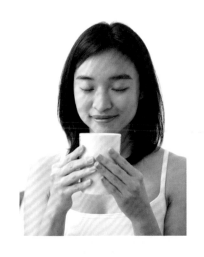

Q67 鼻塞有何精油芳療對策？

　　鼻塞的時候，嗅覺敏感度變差，對於重視氣味感受度的芳療法，確實有些影響，但並不影響精油實質在人身上的運作。

按摩

配方

- -

基底油：葡萄籽油 5cc

精　油：尤加利 3 💧＋薄荷 2 💧

作法

- -

按壓鼻翼兩側及印堂部位，可以快速通鼻。

吸入法

配方

- -

搭配 1

精油：薄荷 1 ～ 2 💧＋尤加利 1 ～ 2 💧

搭配 2

精油：佛手柑 2 💧＋薄荷 2 💧

作法

- -

在熱水杯中滴入配方，將口鼻靠近呼吸，藉由精油的熱蒸汽來快速通鼻。

Q68 製作對抗感冒的精油洗手乳

　　希望預防感冒，首先就從潔淨雙手開始！運用抗菌效果卓越的精油，來調製一瓶全家大小都可使用的抗菌洗手乳，成為全家最芳香天然的保護！

抗菌洗手乳

配方

- -

無香精洗手乳：1 罐（250cc）

搭配 1

精油：茶樹、金頂牛至草、百里香、苦橙葉

搭配 2

精油：檸檬香茅、馬鬱蘭、香桃木、苦橙葉

作法

- -

將上述四種精油，滴入洗手乳各 10 滴，攪拌搖晃均勻即可。

Q69 鼻子過敏了該如何處理？

通常有鼻子過敏的人，最怕兩個主要外來物質：第一個是冷空氣，第二個是塵蟎、花粉塵，它們容易使鼻黏膜產生過敏反應，而出現腫脹鼻塞、流鼻水症狀，所以可針對這兩種情況來做預防。

滴於口罩配戴

配方

精油：尤加利 1💧＋薄荷 1💧

作法

如果你怕冷空氣，常常一早醒來大口吸氣時，就會整天鼻塞流鼻水，或是對著冷氣口也會出現此情況，戴口罩隔絕冷空氣是最好的方式！於口罩外滴入精油配方，能通透鼻黏膜，也讓入鼻的空氣經過熱化，同時也可以過濾塵蟎喔！

擴香

配方

精油：以茶樹、尤加利、松針等為主，搭配佛手柑或甜橙

作法

平常室內可經常使用精油擴香，來降低室內及被褥等布製品的塵蟎量，對於強化呼吸道的抵抗力也有不錯的效果。

> **Nico 小提醒**
>
> 針對改善呼吸道的擴香精油，以木類精油為主，草類精油或果類為輔。

按摩

配方

基底油：葡萄籽油 5cc
精　油：黑胡椒 3💧＋薄荷 3💧＋迷迭香 3💧

作法

如果鼻腔黏膜腫脹、鼻塞，難以消除，可以將配方直接塗抹鼻翼兩側到兩眉之間的距離，用指腹按摩「迎香穴」、「印堂穴」，以及鼻翼及人中部位。

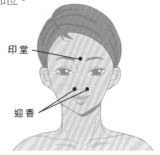

印堂

迎香

吸入法

配方

精油：尤加利 1💧＋茶樹 1💧＋薄荷 1💧

作法

滴在約 20cc 的熱水杯中（約馬克杯 1/3 量），將口鼻對著杯口呼吸，早晚各做 10 ～ 20 分鐘，能很好的改善黏膜的濕潤度，以及緩解鼻黏膜的腫脹。

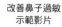

改善鼻子過敏
示範影片

腿部

Q70 逛街太久，腳底起水泡怎麼辦？

我們常因為穿了不合腳的鞋，或連續走太多路，使得腳與鞋邊摩擦受壓，而把腳邊的皮膚磨出水泡！這種水泡除了紅腫痛之外，最怕的就是水泡破裂，露出脆弱的皮肉！這類型的水泡該如何處理呢？是否該弄破？或是用什麼配方來護理呢？

滴於傷口外側

配方

精油：薰衣草（或茶樹）1 滴 💧

作法

用乾淨的針頭將水泡戳兩個洞，然後用衛生紙蓋在水泡上按壓，讓水泡裡的液體流出，但注意別讓水泡的皮脫落。

水泡裡的液體流出之後，水泡處的皮膚較脆弱，很容易掉皮，可先用紙膠貼上，然後在紙膠黏貼外側滴幾滴薰衣草或茶樹精油。注意紙膠不要任意撕下，即使洗澡弄濕也無所謂，須持續貼至少 3～4 天，等紙膠脫落才換上新的紙膠。

Q71 腳部長出了雞眼，要怎麼改善呢？

需要經常穿著高跟鞋上班的女生，是雞眼最容易好發的一群！主要是因為腳底接觸鞋面的部位，過度受壓或摩擦所造成。最常見的是鞋子內部穿起來不舒適，或是不符合人體工學，造成腳底與鞋面並沒有確實相貼，而是著重在某幾個部位重複受壓，其中特別常發生在腳底或腳趾的骨節。

雞眼剛形成時，多半是腳底或腳趾上出現有局部角化皮膚，形成厚繭。若不去理會它，就會一直往皮膚內長成如雞眼的硬塊，使得走起路來感到疼痛，行走困難。

足浴

配方

搭配 1　精油：薰衣草 2 💧 ＋甜橙 2 💧
搭配 2　精油：薰衣草 2 💧 ＋葡萄柚 2 💧

作法

每晚洗澡後，將腳浸泡在 2000cc 的溫水中，加入配方，來紓緩被壓迫部分皮膚的壓力，並柔軟厚繭處，浸泡約 10 分鐘後，再用浮石輕輕的磨除厚繭。

按摩

配方

基底油：基底油 5cc
精　油：薰衣草 3 💧 ＋葡萄柚 2 💧

作法

泡腳之後，按摩足部，能柔軟皮膚，紓緩局部壓力。

Q72 小腿發生靜脈曲張如何紓緩？

許多人都有靜脈曲張的問題。這是由於久站或久坐，導致長時間的重力與血液回流困難，大量血液囤積於腿部靜脈，造成血管漲大、突出甚至形成許多細小彎曲的支流，日久就會浮出表面，形成所謂的靜脈曲張。

通常剛發生時只是血液循環不良，造成足部與小腿部位的腫脹，並不會危及到生命，但長時間下來，若是不進行任何紓緩措施或是抬腿動作，就會開始出現鈍痛、皮膚搔癢。若持續下去，腿部會逐漸變得沉重，經常發生酸麻及肌肉痙攣的問題。

按摩

配方

搭配 1

基底油：甜杏仁油 12cc

精　油：天竺葵 3♦＋絲柏 3♦＋葡萄柚 3♦

搭配 2

基底油：甜杏仁油 12cc

精　油：天竺葵 3♦＋絲柏 3♦＋杜松莓 2♦＋葡萄柚 2♦

作法

每晚洗完澡後，按摩腿部，由下往上，由腳踝按摩向膝蓋的方向，由膝蓋按摩向鼠蹊部的方向。

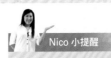
Nico 小提醒

這樣做，讓腿更健康

1. 每晚睡前將下肢抬高約 30 ～ 45 度角，持續 10 ～ 15 分鐘，能幫助紓緩腿部肌肉與下肢血液的回流。

2. 平時走路累了，中途坐下來休息時，給自己的小腿來個簡單的由下往上按摩，或按壓小腿後方的承筋穴，以緩解痠痛腫脹。

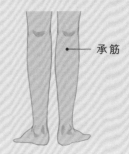

承筋

3. 不要久站，若是因為工作必須久站，也最好採兩腳輪流站立（也就是微彎一隻腳，讓身體的重量在另一隻腳上）。隨時讓兩腿輪流動一動、甩一甩，或是找機會走動走動

4. 長時間坐著時，不要交疊兩腿或是翹二郎腿，以免影響血液循環。

5. 需要久坐久站的人，白天起床前最好穿上彈性襪。穿的時候要注意，不要將身體彎下去穿，最好躺著將腳舉起來穿上。

6. 需要長時間站立者，避免穿著緊身衣或束褲。

Q73 什麼配方適合香港腳？

　　我們的腳容易被腳汗或潮濕困住。如果腳部容易出汗、黏膩，通常代表體內較濕熱，也代表腎氣不足，陽氣虛衰，這樣的人通常也很忙碌、容易煩躁、思考混沌。建議用精油泡腳，來暖身並且放鬆心情。

擴香

配方

精油：迷迭香、檸檬香茅、香茅、松針、尤加利、
　　　紅檜、丁香、茶樹、綠花白千層、紅花
　　　百里

作法

使用擴香器或滴在擴香石上擴香，作為室內防蟲抗菌。

按摩

配方

搭配 1　針對濕疹型的香港腳
精油：茶樹 3 ◌ ＋馬鬱蘭 2 ◌（或金頂牛至草、
　　　甜馬鬱蘭）＋天竺葵 1 ◌
搭配 2　針對因黴菌所引起的水泡型香港腳
精油：茶樹 2 ◌ ＋金頂牛至草 2 ◌ ＋廣藿香 2 ◌

作法

準備一個溫水盆，加入配方，浸泡腳部約 10 分鐘，可感受收斂止癢效果。

> **Nico 小提醒**
>
> ◌ 若皮膚上已有傷口，精油配方中不要加入「天竺葵」，可用紅檜或扁柏代替。

Q74 想要消除令人尷尬的腳臭！

腳臭多半是由於個人體質多汗、大量排汗加上不透氣的鞋子等因素所引起。以下提供腳臭剋星的精油芳療配方，供大家參考。

塗抹斂汗

配方

精油：絲柏、茶樹、杜松莓

作法

如果夏天腳底容易流汗，出門前建議可在腳底、腳趾縫塗抹一些精油，等略乾以後還可再拍上一點爽身粉，就能有很好的斂汗、乾爽、抗菌效果，天天持續使用，防腳臭效果會更好。

除臭腳浴

配方

搭配 1　精油：茶樹 5 🌢 ＋甜橙 5 🌢
搭配 2　精油：茶樹 5 🌢 ＋檸檬 5 🌢

作法

如果洗完澡後，就算是塗抹了很多肥皂清潔，還是覺得腳有股揮不去的異味，就可以採用泡腳的方式。夏天用溫水，冬天用熱水盆，在裡面滴入精油配方，浸泡 10 ～ 20 分鐘，過程可以順便用浮石稍微刷掉腳底或腳趾縫的老廢角質，這樣腳上的異味就不會一直殘留囉！

除臭噴霧劑

配方

搭配 1

純露：茶樹 50cc
精油：茶樹 5 🌢 ＋杜松莓 5 🌢 ＋ 絲柏 5 🌢 ＋檸檬 5 🌢

搭配 2

純露：金縷梅 50cc
精油：香桃木 5 🌢 ＋杜松莓 5 🌢 ＋絲柏 5 🌢 ＋檸檬 5 🌢

作法

將以上配方混合調製為噴霧水，白天出門前噴在腳底、腳趾縫，可有效預防腳底的出汗發臭與感染。

Q75 如何使灰指甲恢復健康？

灰指甲其實是一種黴菌感染，指甲不但會增厚變形，邊緣還會不斷脆化。因為它非常頑固，所以治療時除了使用外用藥膏，還得搭配口服藥，以免經常洗手而效果不彰。但口服治療灰指甲的抗黴菌藥物，長期服用又容易影響肝功能，所以一般人治療上常會半途而廢。運用植物本身的抗菌抗黴作用，可採取以下方式：

浸泡去黴

配方

精油：茶樹、金頂牛至草、馬鬱蘭、檜木

作法

初期可任選三種，各五◌，總數 15◌，滴入 1000cc 的水中，浸泡手指或腳趾。

滴於患部

配方

精油：茶樹、金頂牛至草、馬鬱蘭

作法

以上任選一種 1◌即可，沿著甲溝滴下去，此法也可用於一般的甲溝炎。

Q76 如何解決令人煩躁的便祕？

便祕對許多人來説是一大困擾！便祕會使毒素長久累積在體內，還會導致臉色黯沉、痘痘狂冒、毛孔粗大，甚至影響其他生理機能。有便祕困擾的人，除了在飲食上注意多添加纖維類食物、多喝水，也不妨試試用精油配方按摩，雙管齊下，幫助排便更順暢！

Nico 小提醒

洗澡時，將蓮蓬頭調成溫水，對著肛門口沖約 2 分鐘，可以紓緩肛門括約肌，對排便也很有幫助喔！

按摩示範影片

按摩

配方

搭配 1

純露：葡萄籽油 10cc

精油：茴香 3 ＋黑胡椒 3 ＋荳蔻 1

搭配 2

純露：葡萄籽油 10cc

精油：檸檬香茅 4 ＋黑胡椒 4

作法

取按摩油於手掌心搓熱，按摩肚臍下方，由右下腹部（靠鼠膝部）向上按摩，再向左（橫的按摩至左側）按摩至左下方，形成一個ㄇ字形。順著大腸代謝的方向按摩至直腸，可以刺激大腸蠕動，幫助排氣或排泄。

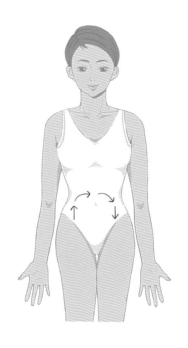

Q77 希望改善腹脹與消化不良

你也有過這種經驗嗎？肚子悶悶脹脹的，對什麼食物都沒胃口，又有點消化不良的悶痛。其實，當空氣進入體內，人體本能會有打嗝或是放屁的反應，來排出多餘的氣體，但若是產氣太多，排氣不順就會造成胃腸的脹氣。

按摩

配方

搭配 1

基底油：葡萄籽油 10cc

精　油：檸檬香茅 5💧＋薑 2💧＋薄荷 2💧

搭配 2

基底油：葡萄籽油 10cc

精　油：薄荷 5💧＋茴香 5💧

作法

以肚臍至胸骨之間為重點區域，用掌心大範圍按摩。

Nico 小提醒

對消化不良有益的精油有：
薄荷、茴香、羅勒、廣藿香、薑。

改善脹氣的按摩穴道

足三里穴

胃經脈的足三里穴，位在膝蓋側下方約三指處兩骨間交會處，按壓此穴可消除脹氣，改善消化不良。

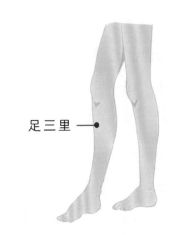

足三里

按摩示範影片

Q78 拉肚子怎麼辦？

拉肚子是一種很常見的人體防禦機制反應，只要吃了不乾淨或被細菌感染的食物，腸胃系統立刻本能的拒絕接受，於是就巴拉巴拉的拉了出來！

有時候心情緊張、焦慮，或是某些藥物的作用，也會出現腸胃的痙攣，引起暫時性的腹瀉。這樣的經驗相當不好受，下次如果發生拉肚子，不妨運用精油護裡來紓緩不適。

Nico 小提醒

腹瀉時，恢復電解質平衡非常重要，除了多喝水，也需補充鹽分和鉀，多喝清湯和純果汁，有助於恢復電解質的平衡。

在腹瀉還未痊癒之前，切記先暫停食用一般的固體食物，特別不宜吃乳製品，因為體內幫助消化的乳糖酵素，可能會隨著腹瀉而排出體外，此時若攝食乳製品，會增加腸胃的不適。

按摩示範影片

濕敷

配方

搭配 1　精油：薑 1🌢＋肉桂 2🌢
搭配 2　精油：茴香 2🌢＋薑 2🌢

作法

將配方滴入約 3000cc 的溫水盆中，用毛巾沾濕擰乾，然後敷在肚子上，來回幾次，敷約 10 ～ 15 分鐘。

按摩

配方

搭配 1

基底油：葡萄籽油 5cc
精　　油：薑 3🌢＋羅勒 1🌢

搭配 2

基底油：葡萄籽油 5cc
精　　油：薑 5🌢＋茴香 1🌢

作法

將精油與基底油稀釋後，由左下腹部開始往上按摩至右下腹，形成一個ㄇ字形（與便祕的按摩相反），可有效緩和腹痛。

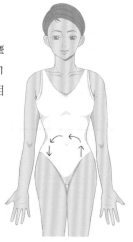

口腔

Q79 如何改善口臭？

可別以為吃了大蒜、或是火氣大才會讓嘴巴臭臭喔！很多人一夜醒來的口氣也是很可怕的。嘴巴是人體消化系統的一環，所以腸胃的消化能力也會影響我們的口氣。

除此之外，口腔的潰瘍、蛀牙、咽喉炎或是離嘴巴很近的鼻竇炎，也都會影響口氣。所以要保持好口氣，得從發出臭味的根本部位來解決。

平常還可搭備用精油漱口，除了讓人擁有好口氣，還可預防口腔內的感染及蛀牙發生。

Nico 小提醒

如果你喜歡較溫和的味道，上述的漱口配方，茶樹及尤加利可以用綠花百千層或是百里香代替，效果相當不錯。

漱口水

配方

搭配 1　標準款
精油：羅勒 2💧＋茶樹 1💧（是茴香 2💧＋丁香 1💧）
搭配 2　去除消化不良所造成的口臭
精油：茴香 2💧＋薄荷 1💧
搭配 3　去除大蒜異味
精油：甜橙 2💧＋檸檬 1💧＋薄荷 2💧

作法

將上述配方加入 200cc 的溫開水，先以咖啡濾紙過濾浮在水上的刺激性成分，再用於漱口，含在口中停留 1 分鐘，再慢慢的吐掉，能預防口中的細菌滋生。

Q80 如何改善牙齦炎？

刷牙又流血了！別懷疑，當刷牙經常出現流血的現象，很可能就是牙結石的徵兆。很多人在沒有發生牙痛之前，通常不會輕易去看牙醫，可是牙齒附著的牙床、牙齦如果長時間被牙結石堆積，牙齦不但容易紅腫發痛，嚴重者還會出現牙齦萎縮、牙根外露、掉牙…等牙周病問題！所以平日可別輕忽了口腔保養，運用以下精油配方可以為口腔加上一道防護！

塗抹患部

配方

基礎油：葡萄籽油 1cc
精油：丁香（或茶樹）1💧

作法

將精油與基礎油混合，滴在棉花棒上，點在牙齦發炎的部位。

塞棉花球於患部

配方

搭配 1 精油：丁香 1💧＋薄荷 1💧
搭配 2 精油：茶樹 1💧＋薄荷 1💧

作法

滴於棉花球，塞在疼痛的牙齦部位。

滴入漱口水

配方

搭配 1 精油：丁香 2💧＋茶樹 2💧
搭配 2 精油：丁香 2💧＋茴香 2💧＋薄荷 1💧

作法

將上述配方加入約 300 cc 的冷開水，先以咖啡濾紙過濾浮在水上的刺激性成分，用來漱口，一天最少 3 ～ 4 次。

Nico 小提醒

12 歲以下的孩童，建議用德國洋甘菊來取代丁香，減少黏膜的刺激。

Q81 想要盡快治療疼痛的口腔潰瘍

每個人多少都曾有過嘴破的經驗，出現在口腔內膜或是牙齦上的濃皰，總令人吃什麼東西都疼痛不已。口腔潰瘍的原因，可能與吃太辣、太晚睡造成的「胃火大」有關，也可能與當下的免疫力下降有關，或是口腔內不潔所造成的感染。如果不去處理，大約一週後就會自動癒合，但難免影響食慾與心情，做積極的精油護理可以加速傷口癒合，讓自己少受點痛！

滴入漱口水

配方

搭配 1　精油：茶樹 2 💧＋薰衣草 1 💧

搭配 2　精油：茶樹 2 💧＋丁香 1 💧＋薄荷 1 💧

作法

將上述配方加入 200cc 的溫開水，先以咖啡濾紙過濾浮在水上的刺激性成分，再來漱口。

塞棉花球於患部

配方

純露：茶樹 1 ～ 2 💧

精油：茶樹 1 💧

作法

以棉花球沾取茶樹純露，然後再滴上一滴茶樹精油，塞在潰瘍部位，用嘴含著，一天使用 1 ～ 2 次，不到 2 天就可以痊癒。

Nico 小提醒

🚫 口腔潰瘍期間不要食用柑橘、檸檬汁等酸性食物，以免刺激傷口影響癒合。建議多吃蕃茄、西瓜等可以加速癒合的水果。

當孩童發生口腔潰瘍時，可以將綠花白千層代替茶樹。綠花白千層同樣具有殺菌消炎的功效，且不刺激黏膜，低敏感性更適合小孩使用。

Q82 關節扭傷有什麼精油救急方法呢？

當關節間的韌帶突然受到外力或是劇烈運動，使得關節運動超過原來的極限，就會引起韌帶的受傷。最容易發生在腳踝、膝蓋、手腕、手肘和肩關節等部位。扭傷的關節附近會出現腫痛，有瘀血現象，移動時會感到疼痛，造成行動困難，這時採取處理措施如下。

冰敷

配方

搭配 1　精油：絲柏 3💧＋迷迭香 2💧
搭配 2　精油：迷迭香 3💧＋薄荷 2💧
搭配 3　精油：樺木 3💧＋ 薄荷 2💧

作法

受傷的前三天冰敷，於冰冷水中滴入上述任一種配方，用毛巾沾濕擰乾後，敷在關節扭傷處，一天 3～4 次，一次冰敷 10～15 分鐘。

Nico 小提醒

扭傷的護理

- 穩定並支持受傷部位，可用彈性繃帶包紮、護具協助固定，並提高患部幫助血液回流。
- 切勿推拿，尤其在受傷關節或軟組織處，因已受傷發炎腫脹，可能加重組織的損傷程度，造成二度傷害。
- 休息就是最好的治療，立刻停止受傷部位的運動，避免再受刺激與傷害。恢復後請先測試痊癒程度，再行運動。

Q83 骨折復健有什麼芳療對策呢？

　　淑芬半年前因為車禍，造成右小腿的封閉性骨折，經過半年，打石膏固定外加復健，現在已經康復。但是她自從骨折後，就特別容易出現骨頭的痠痛，尤其到了冬天還會感覺下肢虛冷。

　　其實，人的骨頭是愈用愈強健，愈是不用骨質就流失越愈多，愈容易有痠痛、無力的現象。像淑芬這種情況的人很多，大多都是在骨折期間，因為疼痛和固定，加上行動不便影響了日常的活動，所以骨頭中的鈣質多會在此時流失。因此在骨折復健期間不但要注意保暖，還要加強局部按摩及肌肉骨骼的耐力訓練。

按摩

配方

搭配 1
基底油：葡萄籽油 15cc
精　油：薑 3💧＋天竺葵 6💧＋樺木 3💧

搭配 2
基底油：葡萄籽油 15cc
精　油：薑 3💧＋迷迭香 6💧＋樺木 3💧

作法

傷後 3 ～ 8 週，擇上述任一種精油調配，由末梢的關節：腳趾頭、腳踝、手指、手腕、手肘等處開始按摩，以促進血液循環，提供關節的保暖。

有進行牽引的病人也可以藉由末梢關節的活動，帶動受傷肢體的血液循環，並逐漸加大按摩範圍和肢體的局部活動量。按摩後，鼓勵患者做肢體的運動，訓練肌肉收縮及骨頭的強度，可以保持骨折段的穩定性作用，預防骨質疏鬆。

Nico 小提醒

傷後 1 ～ 2 週的修復重點是固定，因此先不做按摩及患部的運動，但須留意打上石膏後的末梢的趾頭的血液循環是否順暢，可以的話多按壓腳趾。

Q84 想改善骨刺與下背痛

一般人常說的「長骨刺」，是一種發生在脊椎的椎間盤突出。我們的脊椎是由一個一個的脊椎骨所連結而成，脊椎骨與脊椎骨之間會有軟骨做為支撐力量的緩衝，這個軟骨就稱之為椎間盤，中間有主宰人體的各種神經路徑。

當軟骨承受的力量過大，或是老化所造成的退化，就會使椎間盤突出，而壓迫到周圍的神經，這種突出便稱為骨刺，發生在腰椎，就會產生下背痛、坐骨神經痛；發生在頸椎，則主宰手及腳的神經都會備受壓迫，而引起手麻、腳麻甚至行動不良問題。

當發生脊椎疼痛壓迫的初期，除了去骨科作個徹底檢查，還可以作些有效的緩和措施。

按摩

配方

搭配 1
基底油：甜杏仁油 20cc
精　油：迷迭香 5💧＋肉桂 5💧＋薑 5💧
搭配 2
基底油：甜杏仁油 20cc
精　油：杜松莓 5💧＋樺木 5💧＋薑 5💧

作法

調配好按摩油，按摩疼痛部位，來回按摩至局部發熱。能有效推散氣結，讓局部氣血疏通，減緩疼痛。

泡澡

配方

搭配 1　精油：馬鬱蘭 2💧＋薑 2💧
搭配 2　精油：杜松莓 2💧＋薑 2💧
搭配 3　精油：肉桂（肉桂葉）2💧＋薑 2💧

作法

擇上述任一配方，滴在浴池中泡澡。泡澡時利用水的浮力，讓脊椎不會承擔來自於身體的太大重量，並可在水中活動雙腿，藉此強化腿部與腰力，對有骨刺的人來說，是個不錯的選擇。

Nico 小提醒

需要長時間坐在辦公桌前的上班族，最好能將腰椎的部位緊靠著椅背不留空隙。如果椅子的角度不舒適，不妨墊一個護腰的靠墊，讓整個後腰有倚靠，使腰椎獲得支撐，這樣就算一整天工作下來腰也不會累。

Q85 劇烈運動後，肌肉痠痛如何緩解？

平常很少運動的人，如果有天突然心血來潮，連續做個十幾下仰臥起坐，隔天一醒來可能會發現，連打個哈欠都會肚皮發痛！這種情況也常發生在短暫的追逐公車後，小腿肌肉感到疼痛無力，以上皆屬於激烈運動後的肌肉缺氧，所引發的疲勞痠痛。

雖然不去特別處理，幾天之後痠痛也會自然會消退，但這種運動後的肌肉痠痛，常是許多人運動無法持之以恆的主要關鍵，如果能在第一時間做些處理，就能幫助你不怕運動，且越動越健康！

按摩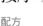

配方

搭配 1
基底油：甜杏仁油 10cc
精　油：黑胡椒 3💧＋馬鬱蘭 6💧
搭配 2
基底油：甜杏仁油 10cc
精　油：薑 3💧＋馬鬱蘭 3💧

作法

運動之後，針對疲勞痠痛的四肢及身體部位按摩。按摩在痠痛部位，至局部發熱、按摩油完全吸收為止。按摩後使用熱毛巾局部熱敷，可以加速痠痛的緩解。

泡澡

配方

搭配 1　精油：迷迭香 3💧＋薑 3💧＋樺木 1💧
搭配 2　精油：迷迭香 5💧＋薑 5💧

作法

滴在浴池中泡澡，約 20 分鐘。

Nico 小提醒

若是不慎有筋拉傷，發生的前 3 天必須先用冰敷，3 天之後才可用熱敷，縮短筋骨的復原期

Nico 小提醒

運動前熱身也很重要
熱身有利運動時肌肉反應及靈活度，也可預防運動後的痠痛。重點在於根據自己運動的項目來進行熱身，如：跑步強調腿部肌肉及膝關節踝關節的按摩；網球則著重在腿與手部的肌肉關節。

推薦配方
基底油：甜杏仁油 10cc
精　油：迷迭香 3💧＋薑 2💧＋冬青木 1💧

Q86 常常提重物，手腕好痠痛！

經常單手提舉重物的人，大部分在工作一整天之後，手腕及手指用力會感到無力且痠痛，將手甩一甩才會感覺舒服些，這就是「腕隧道症候群」。以往較多發生於網球選手，因為單手持續的舉網球拍與揮打，一但手腕使力不當就容易造成手腕中央韌帶拉傷。因此，手肘疼痛無力的情況，也常發生於需常舉起鍋具的廚師及主婦身上。

浸泡

配方

搭配 1　精油：薑 2🌢＋天竺葵 2🌢
搭配 2　精油：天竺葵 2🌢＋杜松莓 2🌢
搭配 3　精油：迷迭香 3🌢＋薑 3🌢

作法

擇上述任一配方，加入熱水中，浸泡至手肘，以活絡局部血液循環及鬆弛受傷的韌帶。

按摩

配方

搭配 1
基底油：甜杏仁油 10cc
精　油：迷迭香 3🌢＋薑 3🌢＋樺木 3🌢

搭配 2
基底油：甜杏仁油 10cc
精　油：杜松莓 3🌢＋薑 3🌢＋樺木 3🌢

作法

將精油用基底油稀釋，用於局部按摩推揉。

Nico 小提醒

發現手腕筋拉傷時，手腕關節立即做360 度的旋轉；或是將手掌用力握拳再放鬆，來回多做幾次；也可以將手指反壓或手掌反壓個幾下，都能夠有效緩解手部的痠痛。

Q87 手指挫傷了怎麼辦？

相信很多人都有過手指吃蘿蔔乾的經驗，可能是發生在打球的時候，或是手指受到撞擊，因為衝力過大，手部瞬間無法承受太大的力量，使關節韌帶間因承受太大的壓力，造成韌帶瞬間撕裂受傷。

通常發生的前三天，受傷部位會產生腫脹，關節也會發生腫、脹、痛，並且有指端無力的現象；若處理不當，不但會延長復原期，有的甚至可能會有痠痛感，或無法挽回的手指變形問題。

浸泡冷水

配方

搭配 1　精油：迷迭香 3 ＋薄荷 1

搭配 2　精油：樺木 3 ＋薄荷 1

作法

受傷 3 天之內，將手指放入冰水中，或在冷水中加入精油配方，每次浸泡 10 分鐘，一天 4 ～ 5 次，此時不可按摩。

按摩

配方

搭配 1

基底油：甜杏仁油 10 cc

精　油：迷迭香 5 ＋樺木 3 ＋杜松莓 2

搭配 2

基底油：葡萄籽油 10 cc

精　油：薑 5 ＋樺木 3 ＋迷迭香 2

作法

2 天之後進行按摩加上熱敷，促進局部循環，讓受傷組織快速代謝。平時可用彈性繃帶固定，以免關節部位變形。

Q88 長者的關節疼痛問題

常聽到年紀稍長的人抱怨自己這裡酸那裡痛的，尤其是天一冷，吹到風就會酸進骨頭裡。

這種常好發在老年人身上的關節痠痛，主要與關節活動不足，加上年紀大的關節磨損退化、骨質疏鬆有關。

所以活絡關節、促進局部血液循環，增加骨質新生是主要關鍵。尤其在冬天，痠痛症狀會更加嚴重，有時還會造成行走的疼痛，反而讓患者更不敢動。如果家中的長輩也有這種情況，或是有類風濕性關節炎的患者，在冬天關節活動力不足的的情況下，不妨採取下列護理方式。

足浴

配方

搭配 1　精油：天竺葵 2 ＋薑 2

搭配 2　精油：天竺葵 2 ＋樺木 2 ＋薑 2

作法

平常關節痠痛、活動不佳時，建議用溫水進行足浴（泡到膝蓋的高度），並在水裡加入上述任一配方，浸泡雙腳。

按摩

配方

搭配 1

基底油：甜杏仁油 10 cc

精　油：樺木 3 ＋薑 2 ＋肉桂 2

搭配 2

基底油：甜杏仁油 10 cc

精　油：冬青木 3 ＋薑 2 ＋肉桂 2

作法

泡過足部後按摩腿部，按摩時將腿抬高，由腳踝按摩至大腿的方向。

Q89 如何預防抽筋呢？

很多人都有過這樣的抽筋經驗：腿部肌肉一陣猛烈的痙攣抽緊，瞬間疼痛難耐。常常發生在游泳、做體操運動或是半夜睡覺的時候。

根據醫學研究發現，抽筋通常是由於肌肉疲勞，突然遇到冷空氣或冷水所引起。運動時體內電解質流失，造成肌肉疲倦，又因流汗使身體變冷，這時伸張肌肉或出力，就容易引起運動抽筋。而晚上睡眠發生的腿部抽筋，多半與睡覺姿勢阻礙血液循環、腳掌向下（垂足）以及下肢保暖不足有關。常常抽筋的人，可以運用以下芳療法來預防。

運動前按摩

配方

搭配 1
基底油：甜杏仁油 10cc
精　油：薑 3 ＋天竺葵 6
搭配 2
基底油：甜杏仁油 10cc
精　油：肉桂 2 ＋天竺葵 6

作法

運動前一定要熱身，尤其是在游泳下水前，先用按摩配方按摩腿部，可快速溫暖肌肉關節，避免肌肉暴露在溫度太低的環境，而發生抽筋。

睡前按摩

配方

搭配 1
基底油：甜杏仁油 5cc
精　油：薑 2
搭配 2
基底油：甜杏仁油 5cc
精　油：薑 2 ＋天竺葵 2

作法

睡前將精油直接抹在腳底，或進行小腿的按摩，不但有助於下肢的保暖，還可以促進血液循環，避免血液循環不良造成抽筋。

Nico 小提醒

上述的配方中，有助於溫熱肌肉筋骨的肉桂葉、茴香、乳香、黑胡椒都很適合取代薑，並與天竺葵搭配，來促進循環做好暖身。

遇到抽筋的緊急對策
1. 將腳慢慢的伸直，不要彎曲或重疊。
2. 腳趾與腳掌緩緩的彎向頭部方向。
3. 輕輕按摩揉動抽筋的部位，或請他人幫忙熱敷與按摩保暖，抽筋現象就會解除。

Q90 希望強化疲弱的身體，提升免疫力！

剛生完病的虛弱狀態，或是過勞提不起勁，都容易讓免疫力下降，而受到感染生病，這時可以透過芳香浴，讓身體與心靈恢復元氣。

Nico 小提醒

改善免疫系統低下的對應精油有：
歐白芷、薰衣草、薑、迷迭香、甜橙、檸檬、玫瑰木、廣藿香、岩蘭草、欖香脂、茶樹、綠花白千層、尤加利。

芳香浴

配方

搭配 1　精油：甜橙 3🌢＋茶樹 2🌢＋迷迭香 1🌢
搭配 2　精油：茶樹 2🌢＋佛手柑 2🌢＋薰衣草 2🌢

作法

將上述配方加入浴缸水中，泡 15 ～ 20 分鐘，透過吸收精油香氣來提升免疫力，不受外在病毒侵略！

Q91 如何用精油緩解痛風的腫痛？

痛風是疼痛最為劇烈的一種關節炎，是由於體內累積了過多的尿酸，而這些排不出去的尿酸鹽結晶沉積在關節內所致，而且常常是在大腳趾的關節內形成，許多人痛風第一次發作便是在大腳趾。痛風發作時，患者常常會從睡夢中被痛醒，趾關節出現腫脹疼痛。

Nico 小提醒

對於慢性的痛風，除了局部按摩，定期服用口服藥以外，平常需要多喝水，加強身體的代謝機能。飲食上，會誘發痛風的高嘌呤食物要忌口，如：海鮮類，肉類，菇類，大豆，花生。

芳香浴

配方

搭配 1

基底油：葡萄籽油 10cc
精　油：樺木 4🌢＋迷迭香 4🌢＋丁香 2🌢＋杜松莓 2🌢

搭配 2

基底油：葡萄籽油 10cc
精　油：冬青木 4🌢＋迷迭香 4🌢＋丁香 2🌢＋杜松莓 2🌢

作法

局部按摩塗抹至吸收，在急性期可以收消腫止痛之效。

Q92 想緩解發燒的不適

當身體忽冷忽熱、全身發燙，伴隨著倦怠、頭痛、渾身痠痛、食慾不振、臉色發紅、皮膚乾燥等症狀，你可能意識到自己已經發燒了。

發燒其實不是病，而是體內遭受感染的表徵，因此很多發燒是合併感冒病毒、腸胃病毒所造成的感染而來，有時則是由於其他的外傷，或是免疫系統出狀況所致。所以發燒也可以當作是識別感染的一個警訊。

Nico 小提醒

若發燒仍然斷斷續續不止，超過 24 小時，表示體內的免疫力對抗不了病原，最好就醫診治。

拭浴

配方

搭配 1　精油：薄荷 2 ～ 3💧＋薰衣草 1💧

搭配 2　精油：薄荷 5💧＋馬鬱蘭 1💧

作法

將配方滴在約 36 ～ 37℃的溫水裡，用毛巾沾濕擰乾後，擦拭腋下及背部，不可擦拭胸腔。身體可以感覺到迅速的散熱，又不會覺得太冷，為快速擺脫頭重、頭痛症狀的方法。

冰敷

配方

搭配 1　精油：薄荷 1💧

搭配 2　精油：尤加利 3💧

作法

當體溫 37.8℃以上時，可以用冰毛巾敷在前額，也可以使用冰枕墊於腦後。冰毛巾從冰箱拿出來時，在上面滴上精油，增加散熱效果。

Q93 如何運用精油來預防高血壓？

高血壓可不只是老年人或肥胖者的專利喔！現在人的飲食習慣、情緒壓力都容易引發高血壓。

當血壓上升到一定的程度時，初期會感覺後腦杓出現血管搏動性頭痛、頸部很緊、呼吸急促的情形。但最客觀也最確實的方式還是測量血壓，數據超過 140/90mmhg 的範圍上限就稱為高血壓

血壓一般會維持在一個恆定狀態，而通常在運動後、熬夜或是突發的情緒，都會讓血壓突然增高。血壓升高本身並不可怕，可怕的是它會引發併發症如：腦中風、心肌梗塞、腎臟病，這些疾病都名列國人的十大死因，也可以說是中老年人的致命殺手。所以無論老少男女，平時就要養成良好的飲食與生活習慣，控制好自己的血壓。

基礎按摩

配方

精油：薰衣草

作法

當發現臉色漲紅、頭痛、頸部僵硬時，可以用純薰衣草精油（不需稀釋）輕輕按摩在後頸部到髮際，以及手腕內側的部位。

進階按摩

配方

搭配 1
基底油：葡萄籽油 10cc
精　油：薰衣草 3💧＋苦橙葉 3💧＋薑 3💧

搭配 2
基底油：葡萄籽油 10cc
精　油：乳香 3💧＋薰衣草 3💧＋雪松 2💧＋岩蘭草 2💧

搭配 3
基底油：葡萄籽油 10cc
精　油：薰衣草 3💧＋馬鬱蘭 3💧

作法

右頁幾種按摩法，高血壓患者可以每天晚上進行一次。

Nico 小提醒

適合高血壓用來擴香及按摩的精油有：薰衣草、馬鬱蘭、苦橙葉、葡萄柚、薑、羅勒、樺木、冬青木、檀香、乳香、雪松、岩蘭草。

眼睛｜頭髮｜皮膚｜外傷｜呼吸道｜腿部｜消化道｜口腔｜肌肉關節｜其他常見護理

抒壓按摩法
生理性和情緒性高壓皆適用

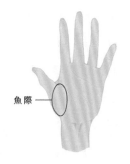

1. 用拇指從魚際線往外（指頭方向）推，可釋放手部壓力。

魚際

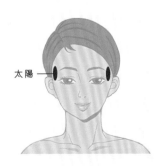

太陽

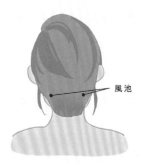

風池

2. 用兩手魚際按住頭部兩側太陽穴揉動，由頭兩側揉到耳後髮際的風池穴，然後改用兩手拇指揉風池穴，以達到酸脹感為度。

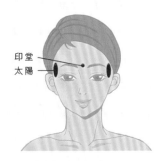

印堂
太陽

3. 抹前額，雙手食指彎曲，用食指的側面，從兩眉間印堂穴沿眉外抹到太陽穴處，至少 10 遍。

4. 順氣雙手平放在胸上，掌心貼胸部，用鼻深吸一口氣，接著用口呼氣，雙手慢慢向下撫到小腹部，反覆做 10 遍。

按摩示範影片

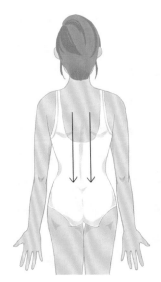

5. 兩掌置於腰部，手指並攏，緊按腰背脊柱兩側，從上往下擠壓至臀部尾骨處，每次 20 遍。

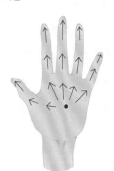

6. 血壓急劇上升時，捏手掌心可作緊急降壓措施。其方法為：先從右手開始，用左手的大拇指按右手掌心，並從手掌心一直向上按到指尖，然後返回掌心，直到每根指尖都按到。然後再照樣按左手掌。

Q94 更年期症候群如何調養？

一般婦女在屆臨更年期時，會有一段時間出現月經異常，如：月經流了半個多月，或是一個月來了兩三次；此外還會發生些不同程度的頭暈、心悸、燥熱、面色潮紅、多汗、急躁、失眠多夢、腰膝酸軟、倦怠乏力、沮喪、喪失信心等症狀。

這些症狀的主要原因，是由於生理機能在快速減退的過程中，卵巢功能萎縮，女性荷爾蒙缺乏，所產生種種身心靈的不適。

擴香沉澱思慮

配方

搭配 1 精油：檀香 5💧＋乳香 5💧
搭配 2 精油：薰衣草 5💧＋佛手柑 5💧
搭配 3 精油：薑 5💧＋香蜂草 5💧

作法

每晚抽出半小時至 1 小時，隨著緩緩吸入精油味道，進行靜坐及冥想，摒除焦慮沉靜心思，找回自信與安穩。

按摩

配方

搭配 1

基底油：葡萄籽油 15cc
精　油：絲柏 9💧＋葡萄柚 3💧＋薄荷 3💧

搭配 2

基底油：葡萄籽油 10cc ＋月見草油 5cc
精　油：薰衣草 6💧＋佛手柑 3💧＋迷迭香 3💧

作法

將上述配方調和後，用以按摩手臂內側、小腿內側，按摩在肝經脈及脾經脈上，由下往上按摩，可預防水腫及盜汗，有助於排除更年期心慌、燥熱、潮紅的現象。

> **Nico 小提醒**
>
> 若是有腰酸背痛及下肢水腫的症狀，按摩配方中的薄荷可用等量杜松莓來替換。

泡澡

配方

搭配 1 精油：松針 2💧＋絲柏 2💧＋葡萄柚 2💧
搭配 2 精油：薰衣草 3💧＋絲柏 2💧＋ 葡萄柚 2💧

作法

滴入浴池中泡澡 20 ～ 30 分鐘。能夠幫助體液的流動，具有促進淋巴循環及利水排毒的作用。

Q95 宿醉該用什麼精油呢？

親友相聚為熱絡氣氛，不免來上幾杯，但在微茫之餘，暢快之後，喝酒帶來的宿醉症狀如頭痛、嘔吐、口乾舌燥等，實在令人不好受！所以如何在酒後醒酒，考驗著我們的養生智慧，就利用精油給身體來個快速且不傷身的修復之道吧！

泡澡

配方

搭配 1　精油：迷迭香 5🜁＋薰衣草 5🜁＋羅勒 3🜁

搭配 2　精油：薰衣草 5🜁＋苦橙葉 5🜁

作法

宿醉過後最好能使用上述精油泡澡約 15 ～ 20 分鐘，可有效緩解酒後產生的頭痛、頭重、噁心感。

按摩

配方

搭配 1

基底油：葡萄籽油 10cc

精　油：羅勒 3🜁＋迷迭香 3🜁＋茴香 3🜁

搭配 2

基底油：葡萄籽油 10cc

精　油：羅勒 3🜁＋迷迭香 3🜁＋薄荷 1🜁

作法

按摩肩頸部位與髮際沿線，能有效改善宿醉後的頭痛、頭昏、腹脹。

擴香

配方

搭配 1　精油：松針 4🜁＋丁香 2🜁＋羅勒 4🜁

搭配 2　精油：迷迭香 4🜁＋羅勒 4🜁＋丁香 2🜁

作法

將上述配方滴在擴香器中擴散，可以較均勻的被鼻子吸嗅，避免濃度過高。

許多人都容易有「末梢血液循環障礙」，身體部分還容易保暖，然而手腳卻總是冷冰冰，怎麼搓都搓不熱！尤其到了冬天躺在床上翻來覆去睡不著，就是因為腳太冷了！手腳特別怕冷的人，可以在每天洗完澡後立即按摩，然後穿上襪子，這樣就可以保住腳的溫度，不會蓋在棉被裡還是覺得兩隻腳像冰棒了。

按摩

配方

基底油：甜杏仁油（或荷荷芭油）10cc
精　　油：薑 3 ＋玫瑰天竺葵 3 ＋肉桂 3

作法

按摩手腳時，可以特別按摩幾個關鍵部位：

1. 用力按壓每個腳趾頭的兩側。
2. 用力按壓腳底的湧泉穴。
3. 按壓腳拇指與腳食指根部兩個骨頭交接處的太衝穴。
4. 按摩完腳後穿上襪子，接著按摩雙手，按壓合谷穴及掌心的勞宮穴都可以緩和手腳冰冷，讓末梢的血液循環暢旺起來。

泡澡

配方

精油：玫瑰天竺葵、肉桂、薑，搭配薰衣草、甜橙、依蘭

作法

任選上述精油，總滴數 5 ～ 10 左右滴於浴缸水中，泡澡 20 ～ 30 分鐘，促進血液循環，溫暖全身。

擴香

配方

精油：玫瑰天竺葵、肉桂、薑，搭配薰衣草、甜橙、依蘭

作法

任選上述一種精油擴香，增加室內的暖意。

Nico 小提醒

能幫助熱身的精油有：
薑、玫瑰天竺葵、肉桂、茴香、安息香，以上幾款可以依個人的喜好與體質差異選擇。

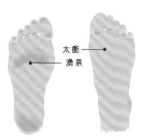
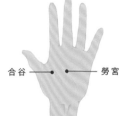

太衝
湧泉

合谷　　　　勞宮

Q97 想揮別令人討厭的汗臭和狐臭！

腋下是人體的大汗腺（頂漿腺）所在，汗腺分泌之後，經過細菌分解就會發出臭味，尤其容易發生在夏天。此外緊張、激動時也會刺激汗腺分泌。如果還不到狐臭的地步，很多人會使用止汗劑來阻斷腋下的出汗，但容易造成排汗不良，或是導致背部、大腿的代償性出汗，同時也會阻礙腋下的淋巴循環。

所以建議採用收斂、抗菌較佳的精油，來控制汗液被感染而發臭的問題，也可稍微收斂排汗量，既可以防止發臭，又不會阻礙淋巴排毒。

塗抹腋下

配方

基底油：葡萄籽油 1cc
精　油：絲柏、松針、茶樹、杜松莓

作法

上述精油都有不錯的收斂抗菌作用，擇一款大約 1 的量，用 1cc 的基底油稀釋，便可直接塗抹在腋下。

調配精油香水

配方

95% 藥用酒精：50cc
精油：甜橙 30 ＋絲柏 10 ＋薰衣草 10

作法

精油香水方便攜帶及使用，可隨時維持清爽的腋下。

Nico 小提醒

一般的化學合成香水，多半是掩蓋異味，不能轉換異味，反而讓臭味與香味並存，更令人不適。純精油製作的香水不但可以收斂汗水，還能代換掉異味分子。上述配方可自行隨意調配喜歡的香味。

其他推薦：
溫柔濃郁
苦橙葉 30 ＋玫瑰天竺葵 10 ＋依蘭 10
熱情溫暖
玫瑰木 20 ＋香蜂草 10 ＋肉桂 5 ＋雪松 5
清爽通暢
檸檬 30 ＋檸檬香茅 10 ＋薑 10
穩重靜氣
雪松 30 ＋檜木 10 ＋玫瑰木 10
幽雅男人香
薰衣草 30 ＋快樂鼠尾草 10 ＋松針 10 ＋薄荷 10

Q98 如何運用精油來戒除菸癮呢？

對於有長期菸癮的族群來說，戒菸需要極大的毅力。初期的戒斷症狀如：疲累、噁心與煩躁等，都是讓戒菸破功的一大主因。事實上，精油戒煙法是直接臨床成功案例最多的一種治療，很多二、三十年菸齡的成功者分享：「自從使用了天然精油擴香之後，突然覺得抽菸沒意思了，也愈來愈不喜歡抽菸的味道了。」

Nico 小提醒

吸菸的欲望來自對疲憊、焦慮的緩解需求，只要能夠解決這種條件反射的制約，便能讓戒菸事半功倍。

有助於戒菸的精油大致可分為以下幾種：
1. 芬多精含量高的木類精油。
2. 具有刺激副交感神經的草類精油及果類精油。

擴香

配方

搭配 1　精油：檸檬 10🝆＋薰衣草 5🝆

搭配 2　精油：檜木 10🝆＋薄荷 5🝆

搭配 3　精油：迷迭香 10🝆＋佛手柑 5🝆

搭配 4　精油：天竺葵 10🝆＋松針 5🝆

作法

將上述配方以大約每天 10 ～ 20 滴的精油量，加入擴香器薰香，或滴在手帕上隨身攜帶。也可以準備小陶瓶或是隨身精油瓶，滴入喜歡的精油，調製成聞香瓶，隨身帶在身邊品聞。

Q99 希望抒解工作後的壓力與勞累！

從農業社會進步到科技文明的今天，緊湊的步調，讓我們幾乎每天都在跟身體的底線奮戰！結束一日工作後也往往身心俱疲，有的人甚至把壓力帶回家，連休息時間都無法停止焦慮。所以學習放鬆抒壓，是現代人休閒養生的最大課題。

按摩

配方

搭配 1　經常伏案工作
基底油：甜杏仁油 30cc
精　油：薰衣草 3💧＋迷迭香 2💧＋薄荷 1💧

作法

這個配方的味道讓人耳目一新，按摩可從耳根到整個肩膀輕輕搓揉，放鬆肩頸。

配方

搭配 2　長期承受高壓
基底油：甜杏仁油 30cc
精　油：薰衣草 4💧＋香蜂草 2💧

作法

按摩頭頸部，輕推兩側太陽穴、額角、耳後，可使肌肉和神經同步達到放鬆。香蜂草和薰衣草是很棒的組合，香味和緩的薰衣草搭配讓身心煥然一新的香蜂草香氣，可以讓人完全放鬆下來。

配方

搭配 3　經常久站工作
基底油：甜杏仁油 30cc
精　油：絲柏 3💧＋薰衣草 2💧＋迷迭香 1💧

作法

為味道清爽的按摩油。坐著將膝蓋彎曲，按摩方向從腳踝到小腿，接著再到大腿，輕柔地揉捏。

配方

搭配 4　長時間上大夜班
基底油：甜杏仁油 30cc
精　油：薰衣草 5💧＋洋甘菊 2💧＋杜松莓 2💧

作法

如果有腰酸情形，可按摩後腰部緩解。後腰部的按摩以脊椎骨為中心，左右各外開五公分內的範圍可以加以按摩，側腰部則不可以用力按摩。

隨時放鬆噴霧

配方

蒸餾水：約 50cc
精　油：薰衣草 10💧＋檸檬 20💧＋甜橙 10💧＋苦橙葉 5💧

作法

準備一個乾淨的噴瓶，將上述配方在瓶內調和後，用蒸餾水加滿。放在辦公桌上，隨時拿起來在自己的頭頂上噴灑，閉著眼睛深深吸氣，療癒一下緊張的身心！

Q99 希望抒解工作後的壓力與勞累！

緩和腕臂痠痛的穴道

長期坐在電腦桌前工作，易導致手腕關節痠痛、疲勞。趁休息的時間，不妨給手腕關節來個放鬆的指壓。

肩髃穴

手臂與鎖骨交會的骨節凹陷處。一次按壓 10 ～ 15 秒，可以多做幾次，慢慢的就可以改善手腕的痠痛。

臂臑穴

上臂三角肌中央處，一次可以按壓 10 ～ 15 秒，緩和肩臂之間的僵直與壓力。

曲池穴

手肘彎曲內側凹陷處，一次可以按壓 10 ～ 15 秒，緩解前臂的痠痛及釋放手腕的壓力。

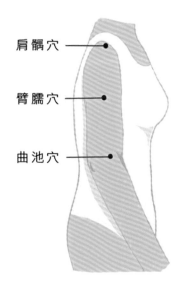

肩髃穴

臂臑穴

曲池穴

Q100 夜夜安穩入眠的方法

快節奏的工作步調、緊張的心情、憂鬱和疾病，都很容易使人夜不能寐，長期失眠會影響工作效率與生活品質。如果有持續嚴重的睡眠障礙，應當尋求醫生幫助。

芳療不能根除與治癒失眠問題，但如果在預定的睡眠時間前，使用讓自己感到平靜和放鬆的精油，將有助更快入睡。如果你偶爾失眠，想嘗試新的方法幫助自己更快入睡，可以考慮以下建議：

滴於枕頭擴香

配方

搭配 1　精油：馬鬱蘭 1 🌢＋薰衣草 3 🌢
搭配 2　精油：薰衣草 3 🌢＋纈草 1 🌢
搭配 3　精油：薰衣草 2 🌢＋苦橙葉 2 🌢

作法

在枕頭四個角或床單上滴灑精油，或是滴於紙巾或棉球上，放在枕頭旁邊，可以讓臥室充滿鎮定安神的助眠氣息。

Nico 小提醒

安眠芳療要注意：

1. 避免睡前洗澡：熱水會增加血液循環，讓人難以入睡，應該在睡前一小時完成沐浴。

2. 睡前避免使用刺激性精油：有些精油具有提神功用，如：迷迭香、葡萄柚、檸檬和薄荷，睡前應避免使用這些精油與含有它們的產品。

放鬆泡澡

配方

搭配 1　精油：薰衣草 4 ～ 5 🌢
搭配 2　精油：薰衣草 3 🌢＋苦橙葉 3 🌢

作法

洗澡是一種美妙的放鬆方式，添加上述配方在洗澡水裡，泡澡約 20 ～ 30 分鐘。

安穩入睡的穴道

就寢時做一些後腦杓的穴道按壓，可以安撫頭頸部的壓力，並放鬆腦神經，讓有限的睡眠時間更有效率的達到深度休息。

風池穴

有兩個，位於後腦與髮際交會的凹陷處，指壓時可以將身體側躺，手肘彎曲，用手掌撐著頭部用拇指來按壓，一次約 5 ～ 7 秒，左右邊輪流做。試試看，一定可以能很快感受到睡意！

天柱穴

位在後腦髮際交會處的兩條筋上。

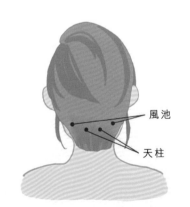

按摩示範影片

風池

天柱

Q101 男性的胯下癢要如何治療？

胯下癢特別容易發生於體質偏濕熱或濕寒的人身上。我們可以針對體質問題及衣物的質料來改善。首先盡量選擇純棉四角寬鬆型的內褲，也最好少穿牛仔褲。另外還可以藉由坐浴、噴劑來改善局部的濕氣與黴菌感染。

坐浴

配方

精油：茶樹 5💧＋金頂牛至草（或馬鬱蘭）5💧

作法

使用溫水坐浴，水盆中加入配方，每晚坐浴10～15分鐘即可。

噴劑

配方

純露：茶樹 50cc

精油：薰衣草 5💧＋廣藿香 5💧＋薄荷 5💧

作法

準備純露噴瓶，將上述配方調和為噴霧水，噴在搔癢處即可。但是噴上去皮膚可能會不夠乾爽，需再用衛生紙拍乾。

> **Nico 小提醒**
>
> 對付這種頑癬，重點是持續使用低劑量，以免造成更大刺激。不可過度刺激或中斷，也盡量不要再去抓，就能有效根治。

Q102 如何抑制常常嘴饞的慾望？

明明肚子不餓，卻總是無法拒絕嘴饞的誘惑，經常零食不離手！有時候愛吃東西似乎成了壞情緒的安慰。可是這種情況，不但容易導致熱量的囤積，也成為肥胖及心血管疾病的潛在致病原。

擴香

配方

搭配 1 精油：薰衣草 5💧＋羅馬洋甘菊 2💧

搭配 2 精油：天竺葵 5💧＋快樂鼠尾草 1💧＋依蘭 1💧

作法

想克制因為焦慮所造成的多吃，可任選上述一種配方擴香，提供情緒上的支持力量。

配方

搭配 3 精油：廣藿香 2💧＋馬鬱蘭 2💧

作法

如果怕自己好吃成性，克制不了食慾，廣藿香、馬鬱蘭最能阻斷想吃的慾望，將以上配方滴在手帕或是面紙上，於餐前聞香，包你食慾大減。但建議還是運用於控制正餐外的零食。

Q103 希望提振食慾！

食慾不振有可能是因為消化道方面出了毛病，或是由於情緒低落、減肥過度而厭食。有時還可能會伴隨著生理性的反胃、噁心、營養不良！這時不妨運用以下芳療法來促進食慾。

擴香

配方

精油：葡萄柚 5💧＋茴香 2💧
精油：甜橙 7💧＋芫荽 2💧

作法

任選上述一種配方用於擴香。

按摩

配方

搭配 1
基底油：葡萄籽油 5cc
精　油：葡萄柚 3💧＋甜橙 2💧

搭配 2
基底油：葡萄籽油 5cc
精　油：檸檬香茅 2💧＋薄荷 2💧

作法

按摩大腿正面及小腿上的足三里穴（脛骨旁胃經脈上），能幫助提振情緒，促進細胞活力，刺激食慾。

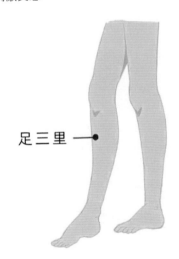

足三里

Q104 中暑有什麼芳療法嗎？

在大太陽底下行走或運動時，如果出現換氣過度、喘息、呼吸急促、皮膚乾熱無汗等，都是中暑昏倒的前兆。

中暑其實是漸進式的，是由於人體長時間暴露在悶熱潮濕的環境之下，當體溫高於39℃時，體溫調節中樞功能就會紊亂，而產生種種的身體不適，若沒有適當的防備，很容易就會熱出病來。所以在高溫的天氣外出必須要做些防備。

降溫噴瓶

配方

搭配 1
純露：薰衣草 50cc
精油：薰衣草 10 ＋迷迭香 5 ＋薄荷 5
搭配 2
純露：薰衣草 50cc
精油：薰衣草 10 ＋薄荷 10

作法

準備噴瓶，放入薰衣草純露 50cc，滴入精油配方。外出隨身攜帶，隨時噴灑可達到立即降溫效果，並且幫腦部清醒，緩解頭昏腦脹的狀態。

濕敷

配方

搭配 1
純露：薰衣草 50cc
精油：薰衣草 10 ＋迷迭香 5 ＋薄荷 5
搭配 2
純露：薰衣草 50cc
精油：薰衣草 10 ＋薄荷 10

作法

將上述配方沾濕在冷毛巾上，敷於腋下、鼠蹊部及頸部等大動脈流經的地方，可迅速的降溫。

Nico 小提醒

上述的降溫配方，純露也很適合用茶樹、洋甘菊代替；精油配方中的迷迭香也可用茶樹或尤加利來代替。

一旦發現中暑，應立即將患者帶到陰涼處，也可緊急用水潑灑身體，再用電風扇風乾。

Q105 如何改善和預防暈車？

當車子經過一個又一個大彎道，或是急速下衝轉彎時，人體掌管平衡的小腦與內耳的半規管，容易來不及反應而使平衡失序，發生腸胃的噁心嘔吐。一般容易搖晃的船上或是遇到較大亂流的飛機上，也會出現暈船、暈機的現象。某些情況與個人太過疲勞有關，如果外出前失眠熬夜，也比較容易發生，此時精油運用應以安撫腸胃系統為優先。

吸嗅法聞香

配方

搭配 1 精油：葡萄柚 2◌＋薄荷 1◌
搭配 2 精油：檸檬 2◌＋薄荷 2◌

作法

滴在手帕、面紙上，拿到鼻子前面搧嗅，可以迅速地改善反胃噁心感，預防嘔吐。

泡澡

配方

搭配 1 精油：薰衣草 3◌＋佛手柑 3◌
搭配 2 精油：薑 3◌＋檸檬香茅 3◌

作法

出門旅遊前睡個好覺，前一晚可以運用精油泡澡助眠，讓自己好好放鬆休息，以避免發生暈車的掃興狀況。

> **Nico 小提醒**
>
> 配方中安撫腸胃系統的精油，還有茴香、薑，皆可用來取代葡萄柚或檸檬，預防嘔吐。

Q106 頭昏腦脹不再來！

通常輕微的頭昏前兆多半如：四肢無力、眼冒金星。疲勞、久站體力不支、血糖過低或情緒受到打擊，都會讓人產生立即的頭暈目眩，嚴重的甚至會昏厥，這種頭昏大多是由於腦部的血流量降低，而使人有暫時失去意識的感覺。運用精油擴香能刺激嗅覺，讓血液快速流回腦部，幫助回神。

擴香

配方

搭配 1 體力耗弱、低血糖
精油：薰衣草（或迷迭香）1 💧

作法

先找個位置坐下，若正在行走間，最好能就地蹲下，將頭的位置放低，把配方滴在手帕或面紙上，放在鼻子前面搧聞。

配方

搭配 2 用腦過度、疲勞、低血糖、貧血
精油：橙花 2 💧 ＋甜橙 2 💧 ＋薰衣草 2 💧

作法

將配方滴在手帕或面紙上，直接放在口鼻上嗅即可。血糖過低所致的頭昏，在回神後，以柳橙汁迅速補充血糖。

配方

搭配 3 驚嚇、打擊
精油：薄荷 2 💧 ＋迷迭香 1 💧 ＋佛手柑 1 💧

作法

將配方滴在手帕或面紙上，直接放在口鼻上嗅。

配方

搭配 4 工作壓力大
精油：薰衣草（或香蜂草）1 💧

作法

平時坐辦公桌的上班族，有時也會因為工作壓力大、失眠造成頭昏現象，可以將配方塗抹在手心或腳底，給身體一點活力。

Nico 小提醒

血壓過低者，建議可以使用天竺葵或羅勒來代替薰衣草。

7-5

居家香氛生活

精油在居家的生活應用中，不只是單單的為居家空間帶來香氛，更多的是簡單幾滴植物精華，就能把芬多精帶回家！既可以淨化居家空氣，讓室內充滿自然和諧的氛圍，還可以抗菌、防蟲、除霉，發揮植物精油的獨到效果。

Q107 車內如何用精油淨化空氣與提神？

車內經常會產生皮革臭味，或是踏墊上的灰塵和霉味，希望清淨空氣，但又擔心使用芳香劑會發生熱爆破。所以許多開車族轉而使用真正能夠代換異味的天然植物精油，淨化空氣同時也能帶來提神效果。

芳香與清涼噴劑

配方

水：20cc

伏特加酒：10cc

搭配 1

精油：薄荷 5 ＋絲柏 5 ＋松針 5 ＋薰衣草 5

搭配 2

精油：薄荷 10 ＋尤加利 10 ＋薰衣草 5

作法

準備 50cc 的純露噴瓶，調和上述配方。噴灑於方向盤、座椅與地毯上，可轉化車內異味，去除塵蟎，還有降溫效果。

Q108 如何利用精油去除家居的異味？

居家角落、廁所產生的異味常常令人感到困擾。有時候裝修新居或搬入新家也會有濃重油漆味及家具材料味，這時應適時將窗戶打開通風。下面也介紹幾種精油運用，幫助你快速清除家居異味，為健康增加一層保障。

桌面或櫃子

配方

精油：檸檬 10 ～ 15 🌢

作法

將配方滴在水中，用抹布擦拭。

衣櫃

配方

精油：杜松莓 5 🌢＋檸檬 5 🌢

作法

滴入擴香石，放在新買的櫃子裡，可有效去除新櫃子裡面的甲醛氣味。如果新居家具很多，可以每個櫃子擺一個。

鞋櫃

配方

精油：茶樹 1 ～ 2 🌢

作法

滴在化妝棉上，塞在鞋內，具有抗菌除臭的作用，還可以保持鞋櫃清香，防止異味。

廁所

配方

精油：杜松莓 10 🌢＋檸檬香茅 5 🌢

作法

滴入香氛袋中，多懸掛幾個在廁所高處，或是掛在廁所的門把上，可以讓廁所內的空氣隨時保持新鮮。

客廳書房等大範圍

配方

精油：杜松莓 10 🌢＋檸檬 10 🌢＋馬鬱蘭 5 🌢

作法

使用負離子擴香，去除油漆異味或是木質櫃散發的甲醛氣味。

室外、樓梯間、電梯裡

配方

精油：檸檬香茅 10 ～ 20 🌢＋茶樹 10 ～ 20 🌢

作法

準備一個 100cc 的噴瓶加滿水，滴入配方搖晃均勻後，對著牆壁、牆角、地面噴灑，可有效去除門外異味，還能防止室外的蚊蟲、爬蟲類跑進屋裡。

菸味

配方

搭配 1　精油：杜松莓 5💧＋檸檬香茅 5💧＋檸檬 5💧

搭配 2　精油：杜松莓 10💧＋檸檬香茅 5💧

作法

運用負離子擴香器擴香，為去除菸味最好的方法。

廚房油煙及廚餘味

配方

搭配 1　精油：檸檬 50💧

搭配 2　精油：杜松莓 50💧＋檸檬香茅 10💧

作法

用抽油煙機開 5 分鐘排氣外，流理台的清潔也很重要，可以在 2000cc 水中加入檸檬精油，擦拭流理台、瓦斯爐台面以及廚房周圍的牆面。

冰箱除臭

配方

搭配 1　精油：檸檬約 10 ～ 15💧

搭配 2　精油：檸檬 10💧＋檸檬香茅 10💧

作法

冰箱內放太多食物，難免會有不好的氣味互相干擾，既有礙新鮮也容易滋生細菌。這時可將滴有檸檬精油的化妝棉塞在冰箱的層架內，即可讓冰箱有股新鮮的食物香氣，還能預防細菌滋生

驅蟲驅蚊

Q109 請推薦安全又好用的防蟻防蟲法！

家裡、辦公室常見到螞蟻、蟑螂出沒，讓人不勝其擾！希望驅趕蟲蟲的同時，又擔憂化學殺蟲劑的毒素會影響家裡的寵物或孩子，以下介紹用天然植物精油來防蟲的好方法。

防蚊蟲對策

身體防蚊劑

調配示範影片

配方

純露：茶樹純露 50cc
精油：薰衣草 10💧＋茶樹 3💧

作法

隨身噴於腋下，蚊子就不敢來打擾！既防蚊、抗菌又護膚，且方便攜帶。如果是要外出，建議純露可再加幾滴檸檬香茅或迷迭香，噴在手、腳、身體上。

居家防蟲液

配方

水：300cc
搭配 1 精油：檸檬尤加利 30💧＋香茅 20💧
搭配 2 精油：茶樹 20💧＋檸檬香茅 20💧

作法

準備塑膠的噴頭瓶，將上述任一配方加入水中，平時噴於牆角、地板。也能當作居家的清潔用水，用來拖地、擦桌，是很好的天然抗菌防蟲水哦！

配方

搭配 3
酒精 70 ～ 90 度
純露：茶樹
精油：茶樹 50💧＋檸檬香茅 50💧

作法

準備 100cc 噴瓶，先倒進 2/3 酒精，再加入 1/3 純露，最後加入精油。平時噴於窗簾、窗台、布沙發。

調配示範影片

安眠擴香

配方

精油：薰衣草、馬鬱蘭

作法

如果在夜晚就寢不時聽到蚊子飛來飛去的聲音，一定非常惱人，這時用檸檬香茅、迷迭香之類不太適合，改用助眠的馬鬱蘭精油，既驅蚊又助眠。也可以用薰衣草 2💧＋馬鬱蘭 2💧，滴在枕頭四個角落（每角落各 1💧），棉被上也各滴 2💧，也有助一夜好眠。

Q109 請推薦安全又好用的防蟻防蟲法！

防蟑對策

擴香

配方

精油：檸檬香茅＋香茅＋尤加利＋茶樹

作法

使用「擴香石」定期滴入精油，擺在蟑螂容易出沒的地方，不僅能驅散蟑螂，還有很好的空氣清新效果。

除蟻對策

防蟻液

配方

水：50cc

搭配 1　精油：薰衣草 10 ＋檸檬香茅 10 ＋茶樹 10

搭配 2　精油：香茅 10 ＋尤加利 10 ＋香桃木 10

作法

準備塑膠的噴頭瓶放入水，放入調配好的精油。使用前稍搖晃均勻，直接噴於螞蟻出現的地方或是常出沒的路線、角落即可，當然平時也可以用來清潔地面。

Nico 小提醒

安全又自然的除蟻方法

要除蟻很簡單，只要掌握螞蟻透過氣味來尋路的原理，就能運用精油，讓螞蟻不想踏足你家！當螞蟻聞到好東西，就會留下氣味，沿路吸引同伴來分享，這款除蟻噴霧水，可以遮蓋、去除螞蟻用來認路的氣味，所以既不會有新的螞蟻自尋死路，強烈氣味也會讓螞蟻受不了。且這種除蟻配方很環保自然，不用擔心家裡的小孩或是寵物誤服而造成危害。

Q110 如何用精油去除塵蟎？

　　台灣過敏的人特別多，可能跟台灣氣候比較潮濕有關，黴菌加上灰塵容易引發塵蟎，許多過敏原都由塵蟎所引起。以下介紹幾種精油運用小撇步，幫助你遠離塵蟎！

擴香

配方

精油：尤加利、茶樹、綠花白千層、香桃木、
　　　丁香、百里香、迷迭香、絲柏、松針、
　　　雪松、冷杉

作法

最好的方式是用負離子擴香器，完全不加水，讓純精油均勻的擴散出來，可有效結合空氣中帶有正電的黴菌及塵埃，使其落下，方便被吸塵器及拖把帶走，減少室內的塵蟎滋生。

> **Nico 小提醒**
>
> 家中有過敏的人，千萬不能使用會造霧的水氧機、噴霧機等製造濕氣的物品。

清潔

配方

精油：尤加利、茶樹、綠花白千層、香桃木、
　　　丁香、百里香、迷迭香、絲柏、松針、
　　　雪松、冷杉。

作法

任選上述的精油幾種，總數約 10 ～ 20 滴，加入拖地的水中清潔地板，或是加入清潔噴瓶裡（500cc 水中）都能有效抑制塵蟎。

滴在衣物上

配方

精油：茶樹、薰衣草

作法

換季整理衣服棉被時，最好能在衣櫃或棉被套裡滴入一些精油（透明的不用怕著色），也可以避免布類衣物累積塵蟎。

精油噴瓶

配方

酒精：50cc
精油：尤加利 10 滴＋杜松莓 10 滴＋檸檬 20 滴＋
　　　香桃木 10 滴

作法

準備 50cc 純露瓶，調和上述配方為噴劑。噴灑於衣櫃，衣櫥、櫥櫃、沙發、窗簾布等處，可以明顯降低室內的塵蟎與黴菌滋生。

Q111 如何運用精油護理毛小孩？

台灣氣候溫暖潮濕，狗兒與貓咪容易出現皮膚上的問題，如：黴菌滋生或跳蚤橫行，讓主人又心疼又困擾。以下幾個簡易可行的小方法，為牠們建立一道天然防護。此外，動物身上的異味或是弄髒地板的味道，也可以藉由精油改善。

耳朵清理

配方

純露：茶樹 10cc
精油：德國洋甘菊 2 ◊＋薰衣草 2 ◊

作法

用小滴管滴在狗狗兩邊耳朵，各 4 ◊ 即可。滴入後稍微揉一下耳朵前方至臉頰部位，然後再讓牠甩一下頭，如果有黴菌、耳垢的問題，也可以藉著甩耳讓分泌物被甩出。

防蟲

配方

精油：薰衣草 2 ◊＋檸檬香茅 2 ◊

作法

狗狗出門散步前，將防蟲精油滴在掌心，搓揉在狗狗的毛上面，讓毛上充滿防蟲的精油香氣，可避免散步時蟲蟲上身。

去除異味

配方 1　去除體味

精油：薰衣草 1 ～ 2 ◊

作法

有的寵物體味較重，可以每天在手中滴薰衣草精油，先搓揉一下，再塗抹在寵物的毛上，就可以預防寵物身上的臭味，還可以避免跳蚤上身喔！

配方 2　清潔地板

精油：檸檬 10 ～ 15 ◊＋杜松莓 5 ◊

作法

如果寵物在家中大小便，可以將上述配方加入清潔水中，用來拖地，去除地上的異味。

配方 3　除窩裡異味

精油：杜松莓、檸檬香茅、茶樹

作法

可以滴 3 ～ 5 ◊於寵物的窩裡被褥上，讓香味自然擴香，既能防蟲也可除異味。家中若有寵物的味道濃重，可以使用負離子擴香器來吸收並代換異味。

抗黴浴

配方 1

精油：茶樹、尤加利、德國洋甘菊、玫瑰天竺葵

作法

先擠出寵物沐浴乳一次使用的量，任選上述一款精油，滴入沐浴乳總數約 5 ～ 6 滴，有助於保護狗狗的皮膚免受黴菌困擾。

配方 2

精油：茶樹 5 滴＋金頂牛至草 2 滴

作法

若狗狗身上有黴菌，可在洗澡後準備清水 2000cc，將精油滴在水中打散，沖洗寵物皮膚，然後不再沖水，直接擦乾，起身吹乾即可。

＊以上配方濃度適用 3 公斤以上狗狗，貓及 3 公斤以下小型狗建議稀釋後使用，或改以純露為主。

各種身心需求的適用精油

皮膚與瘦身

毛孔粗大	檸檬香茅、玫瑰天竺葵、迷迭香
粉刺、面皰	茶樹、檀香、佛手柑
乾燥、老化	乳香、檀香、玫瑰木、玫瑰
色素沉澱、血管擴張	玫瑰、德國洋甘菊
抗皺與肌膚活化	玫瑰、乳香、檀香、橙花
健胸、豐胸	玫瑰天竺葵、茴香、香蜂草
瘦身（改善橘皮）	絲柏、玫瑰天竺葵、杜松
瘦身（緊實皮膚）	葡萄柚、迷迭香、薰衣草、廣藿香
瘦身（利尿）	杜松、葡萄柚、玫瑰天竺葵
疔、癤	沒藥、欖香脂
燒、燙傷	薰衣草、茶樹
瘀血	馬鬱蘭、薰衣草
靜脈曲張	薄荷、天竺葵
香港腳	金頂牛至草、茶樹、馬鬱蘭

消化系統

腸胃脹氣	薄荷、檸檬香茅、薑
便祕	黑胡椒、廣藿香、茴香
腹瀉	薑、肉桂、茴香
消化不良	甜橙、香蜂草、葡萄柚
食慾不振	甜橙、葡萄柚、茴香
暈車噁心	薰衣草、薄荷、葡萄柚
下腹絞痛	薄荷、迷迭香、肉桂
痔瘡	絲柏、廣藿香

呼吸系統

咳嗽	茶樹、尤加利、松針
哮喘	薰衣草＋佛手柑
支氣管炎	茶樹、松針、台灣檜木、綠花白千層
發燒、頭痛	薄荷、薰衣草

眼耳鼻喉口腔

眼睛疲勞、乾澀	薰衣草
喉嚨痛、發炎	丁香、茶樹、尤加利
口臭	甜橙、葡萄柚、薄荷
口腔黏膜發炎	茶樹、尤加利
唇泡疹	茶樹、佛手柑
牙痛、牙齦發炎	薄荷、茶樹
鼻子過敏、鼻竇炎	薄荷、迷迭香、薰衣草

女性問題

經前症候群	薰衣草、香蜂草、佛手柑、玫瑰
經痛、經血不順	玫瑰天竺葵、快樂鼠尾草、德國洋甘菊
白帶	茶樹、馬鬱蘭、玫瑰天竺葵
陰道感染	薰衣草、茶樹、迷迭香、尤加利、檜木
鵝口瘡	德國洋甘菊、茶樹、丁香
不孕症	依蘭、玫瑰、茉莉、檀香
子宮內膜異位	玫瑰天竺葵、快樂鼠尾草
流產後	玫瑰天竺葵、薰衣草、迷迭香
妊娠紋	橙花、葡萄柚
產後坐月子	玫瑰天竺葵、茴香、玫瑰
更年期症候群	乳香、檀香、香蜂草、雪松

骨骼肌肉

肌肉酸痛	樺木、冬青木、薑、迷迭香
腰酸背痛	杜松莓、樺木、肉桂、薄荷
關節酸痛	樺木、冬青木、薑、薄荷、杜松莓
疼痛	薄荷、迷迭香、薰衣草、杜松莓、德國洋甘菊
扭傷、拉傷	迷迭香、薰衣草、牛膝草

各種身心需求的適用精油

神經系統和情緒問題

憂鬱	佛手柑、香蜂草、馬鞭草、玫瑰木
焦慮不安	薰衣草、天竺葵、檜木、檀香、乳香
頭痛	洋甘菊、薰衣草、迷迭香
顏面神經痛	薰衣草、洋甘菊
倦怠	迷迭香、檸檬、芳樟葉、馬鞭草
健忘	迷迭香、尤加利、百里香
頭暈	薰衣草、薄荷
失眠	薰衣草、馬鬱蘭
筋疲力竭	雪松、松針、佛手柑、羅文沙葉
冷漠	香蜂草、甜橙、佛手柑
恐懼	檀香、乳香、薰衣草、岩蘭草
憤怒	佛手柑、岩蘭草、檀香、乳香
攻擊性	檀香、乳香、雪松、岩蘭草
頹喪	佛手柑、馬鞭草、香蜂草
躁鬱症	薰衣草、馬鬱蘭、玫瑰木、依蘭、安息香
戒酒、醒酒	佛手柑、葡萄柚、快樂鼠尾草
情感疲憊、失望	佛手柑、迷迭香、絲柏

內分泌系統

過敏	薰衣草、德國洋甘菊、檀香、佛手柑
解毒	檸檬、葡萄柚、薰衣草、杜松莓
高血壓	薰衣草、馬鬱蘭、岩蘭草
肥胖	杜松莓、玫瑰天竺葵
痛風	迷迭香、葡萄柚、杜松莓、樺木
尿道炎	茶樹、馬鬱蘭

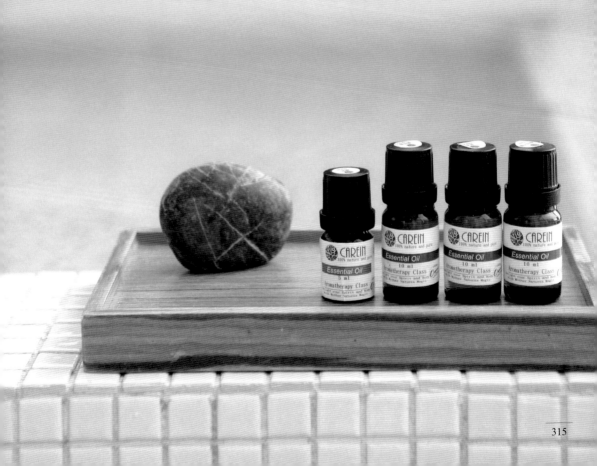

BE YOUR OWN

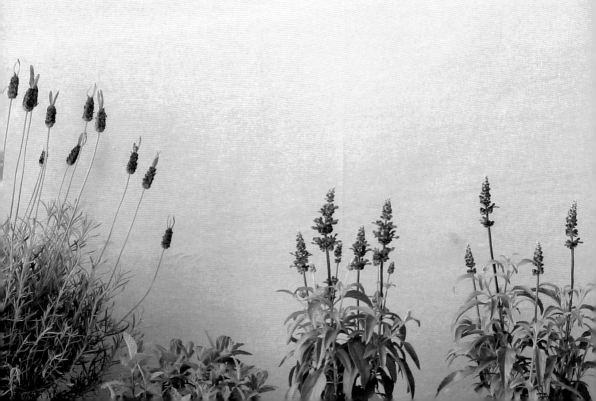

AROMATHERAPIST

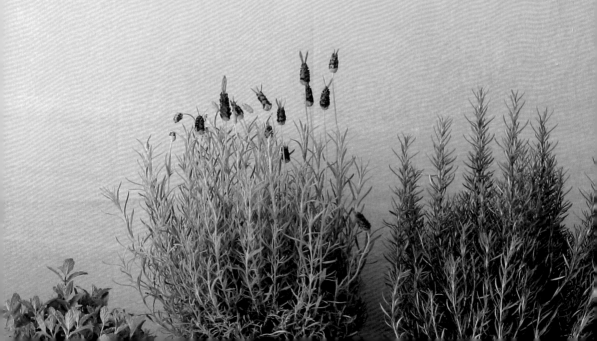

做自己的
芳療師

跟著 Nico 老師一次弄懂精油、基底油、純露，
365 個實用配方，111 個瘦身、美肌、抒壓、健康、
幼兒、居家、貓狗問題的日常對策全有解！

2024
暢銷改版

作者	李淳廉
攝影	陳家偉
美術設計	莊維綺
插畫	汪姿伶
影片製作	莊婷、賴君葦、鄭宛慈
人體示範	林瑋萱
社長	張淑貞
總編輯	許貝羚
編輯	謝采芳
特約採訪	歐陽如修
行銷企劃	呂玠蓉
發行人	何飛鵬
事業群總經理	李淑霞
出版	城邦文化事業股份有限公司 麥浩斯出版
地址	115 台北市南港區昆陽街 16 號 7 樓
電話	02-2500-7578
傳真	02-2500-1915
購書專線	0800-020-299
發行	英屬蓋曼群島商家庭傳媒股份有限公司城邦分公司
地址	115 台北市南港區昆陽街 16 號 5 樓
電話	02-2500-0888
讀者服務電話	0800-020-299（9:30AM~12:00PM；01:30PM~05:00PM）
讀者服務傳真	02-2517-0999
讀者服務信箱	csc@cite.com.tw
劃撥帳號	19833516
戶名	英屬蓋曼群島商家庭傳媒股份有限公司城邦分公司
香港發行	城邦〈香港〉出版集團有限公司
地址	香港九龍土瓜灣土瓜灣道 86 號順聯工業大廈 6 樓 A 室
電話	852-2508-6231
傳真	852-2578-9337
Email	hkcite@biznetvigator.com
馬新發行	城邦（馬新）出版集團 Cite (M) Sdn Bhd
地址	41, Jalan Radin Anum, Bandar Baru Sri Petaling, 57000 Kuala Lumpur, Malaysia.
電話	603-9056-3833
傳真	603-9057-6622
Email	services@cite.my
製版印刷	凱林印刷事業股份有限公司
總經銷	聯合發行股份有限公司
地址	新北市新店區寶橋路 235 巷 6 弄 6 號 2 樓
電話	02-2917-8022
傳真	02-2915-6275
版次	三版一刷 2024 年 5 月
定價	新台幣 480 元

國家圖書館出版品預行編目 (CIP) 資料

做自己的芳療師：跟著 Nico 老師一次弄懂精油、
基底油、純露,365 個實用配方,111 個瘦身、美肌、
抒壓、健康、幼兒、居家、貓狗問題的日常對策
全有解!/ 李淳廉著 . – 三版 . – 臺北市：城邦文化
事業股份有限公司麥浩斯出版：英屬蓋曼群島商家
庭傳媒股份有限公司城邦分公司發行 , 2024.05
　面；　公分
ISBN 978-626-7401-55-2 (平裝)

1.CST: 芳香療法 2.CST: 香精油.

418.995　　　　　　　　　113005164

Printed in Taiwan
著作權所有 翻印必究（缺頁或破損請寄回更換）

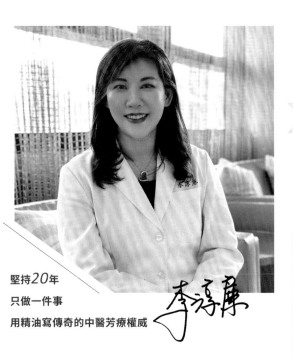

堅持20年
只做一件事
用精油寫傳奇的中醫芳療權威

李淳廉

康茵 CAREIN 創辦人—李淳廉博士，一個跨中醫與精油領域的中醫芳療權威，深耕精油領域二十餘年，並且成立專屬的實驗室，為全產品及進口原料做了最嚴格的把關，從採購到科研分析，歷經多年臨床驗證，到專利配方的研發，只為了給大家最好最安全的守護。

李淳廉博士是一個研發者，一個教育者，作家，節目主持人，同時也是農科院國家生物科技計畫審查委員。以「運用天然精油，啟動人體自癒力」為職志，首創 " 精油經絡學 "，多年來在講學與傳授中醫芳療上不遺餘力，不斷把精油應用相關知識，以及正確安全用度在網上教育大眾。希望讓植物深入每個人的生活當中，起到自然療癒，並藉由植物精油的能量，成為守護我們身心靈全方位健康的好伙伴。

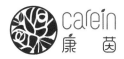

您的健康 · 康茵在乎

最新科技嚴謹製程
每一滴純淨精油來自用心
二十年堅持初衷
創立值得信賴品牌—康茵精油

我 · 們 · 保 · 證

✓ 100%純天然植物精油。
✓ 按國際有機標準採栽/篩選/契種/研發/品管。
✓ 無化學添加物或人工合成之香料、成分。
✓ 拒絕動物實驗與基因改造成分。
✓ 每款精油都經過國家實驗室GC/MS分析。
✓ 通過農藥、重金屬、塑化劑等百多項安全檢測。
✓ 獲得美國OTA有機認證。
✓ 產品採避光的深色瓶裝，鞏固精油品質。

購物網
shop.carein.com.tw

線上客服
@carein

粉絲專頁
FBcarein

客服專線 | (02)2932-6603 · 0983-589-598
客服信箱 | carein@carein.com.tw
門市地址 | 110台北市信義路五段5號(世貿中心)4樓E13
門市電話 | (02)2758-9098

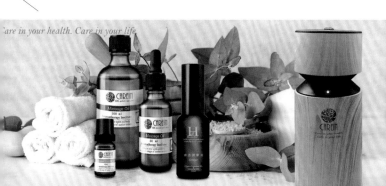

are in your health. Care in your life

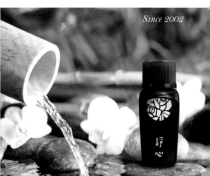

Since 2002